誰是受害者

犯案者是病人還是犯人？是謀殺或社會所逼？

司法精神醫學權威的 10 堂課

法醫精神科醫師 **何美怡** 著

suncolor
三采文化

推薦序

罪人與病人的分野

精神科醫師 沈政男

二〇二〇年二月，新北市一名寄人籬下的單親媽媽，在與同住的兄嫂爭吵後，帶著兩個學齡前子女到汽車旅館，在房內將他們悶死，隨後服藥自殺，但後來獲救。到了法院，雖然法官知道她犯案前曾因憂鬱症就診數月，行兇前也發簡訊向前夫透露死意，顯然是一起攜子自殺案件，並且委託醫院進行精神鑑定，一審卻依然判她死刑，而理由之一便是精神鑑定醫師認定她行兇時，雖然處於憂鬱狀態，但沒有幻覺、妄想等精神病症狀，因此未達減刑要件。

台灣每年約發生三十件攜子自殺事件，俗話說，「虎毒不食子」，何以這些年輕爸媽能下得了手？以常理都能推斷，應該是心智狀態出了問題，而國外研究也早已顯示，這類犯案者大都有憂鬱症或精神病病史，才導致行為失控，然而在台灣，執行此類精神鑑定與司法審判的專業人員，卻未必認同這樣的見解。

上述案件如果發生在國外，當事人會得到怎樣的待遇？《誰是受害者？》這本來自香港的司法精神醫學專書，就提供了鮮明的對照。該書描述了不少香港的實際案例，頭兩件便是「產後憂鬱殺子」與「憂鬱症病人殺（案夫的）情婦」。作者何美怡醫師乃香港司法精神醫學權威，她在書中寫得很清楚，這兩案的當事人都沒有精神病症狀，只因憂鬱狀態導致現實判斷與衝動控制變差而犯案，而精神鑑定與司法判決的結論依然是「減責神志失常」，相當於台灣的「因辨識或依辨識而行為的能力減弱而減刑」。事實上人的辨識能力不只牽涉認知，更受情緒影響，因此嚴重憂鬱本身就可能導致犯案，不一定要合併幻覺或妄想。

資深的精神科醫師都知道，早年台灣的精神鑑定與參考鑑定所做的判決，比較趨近於現在的香港，這些年卻出現嚴重歧異，尤其讓人不解的是幾起對思覺失調症犯案者所做的鑑定與判決。

以二〇一六年發生的小燈泡案來說，犯案者罹患思覺失調症，犯案時有嚴重妄想，認為「自己是堯帝」，卻兩次被不同鑑定醫師認定犯案時辨識與自控力都沒有減弱，而法官雖沒判死，一、二審的判決理由卻大相逕庭。二〇〇三年發生的兩小姊妹案，犯案者也是思覺失調症患者，也有幻聽（被犯案者形容成「心魔」），精神鑑定結果卻是犯案時精神耗弱（辨識力減弱的舊名）。再以二〇二〇年的台鐵殺警案來說，犯案者確實有嚴重被害妄想，但遭其殺害的警察與其症狀內容並無直接相關，卻被鑑定成完全喪失辨識能力。

《誰是受害者？》也描述了兩起思覺失調症患者，因受精神症狀影響而縱火與從高空擲物的案件，鑑定與判決結果卻與台灣完全不同。香港的做法是，兩名犯案者無須入獄坐牢，連一天都不用，而是送往「小欖監獄附設精神疾病治療中心」，在醫療環境裡接受治療。何美怡醫師每週都到「小欖」診治病患，而累積了眾多書寫材料。「小欖」便是台灣正在籌設的司法精神醫院，目前還找不到地點，但香港早已運作順暢。

司法精神醫學的最主要任務，在於辨別罪人與病人，前者需要監禁與矯正，後者需要的卻是治療與復健，但在台灣，遺憾的是，不只社會大眾搞不清楚，連專業人員也混淆了。於是媒體與網路上對於精神病重刑犯，經常用不雅字眼來辱罵，也因而牽連家屬，好像他們沒把孩子教好，事實上這些人都是從精神醫療大網縫隙墜落的弱勢者。

《誰是受害者？》這本書的書名取得太好，充分說明了何美怡醫師早已洞察精神病患犯罪的本質，也充滿了醫者的人道關懷。事實上，嚴重精神疾病大都肇因於遺傳基因，精神病患等於為群體承受了這些先天病因，這是一次受害；他們生病以後，沒有得到國家社會夠好的治療與照顧，導致犯案，這是二次受害；受審以後，得不到合理的鑑定與判決，更被社會大眾歧視，這是三次受害；最後甚至被與一般罪犯關在鐵籠裡，過著不見天日的生活，等於是四次受害。

台灣至今有沒有人寫出類似《誰是受害者？》這樣既詳細描述案例，又清楚說明鑑定與判決理由，等於將司法精神醫學的運作實況，宛如紀錄片一般呈現給社會大眾的書籍？幾乎沒有，因此這本來自香港的著作，就顯得彌足珍貴。以書中描述的強制住院來說，近年在台灣也引發爭議，原本每年強制住院人數達三千多人，這些年卻降到了數百，原因就出在申請強制住院的流程太過繁瑣；另一個爭議則是強制住院審查委員會乃由民間組成，實質上卻有強制力。《誰是受害者？》寫得很清楚，在香港，強制住院也是由兩位精神科醫師發起，但由法院判定通不通過，法理清楚公平。至於未達強制住院，或者必須提早出院的病患，香港的醫院院長有權要求病患在社區中繼續接受治療，以免釀成憾事。

何美怡醫師的文筆流暢，不管描寫與議論都生動可讀，台灣讀者也能享受書中的文字之美。必須提醒的是，香港的精神醫學用語與台灣不盡相同，比如「思覺失調」在台灣專指舊稱「精神分裂」的疾病，但在香港卻是泛指精神病，才會有「失智導致思覺失調」這樣的案例。

除了憂鬱症、思覺失調症與失智症，《誰是受害者？》也納入了自閉症、厭食症、躁鬱症與酒癮等精神疾病的相關案例，可說已涵蓋司法精神醫學的主要診斷類別。何美怡醫師能在百忙之中，完成這樣一本兼具啟蒙、倡導與教育意義的著作，實在令人敬佩又感謝。

作者序

心如偵探，法庭上的精神科醫生

大家好，我是來自香港的法醫精神科醫生何美怡。

不知道台灣的朋友是否了解法醫精神科？在香港，了解的人比較少，以為掛著「法醫」的名銜，都是做屍體解剖的人，像大家在港劇見到的一樣。其實法醫精神科，是香港政府唯一提供法醫精神科服務的部門，於一九九五年正式成立，主要為涉及刑事罪行的精神病患者，提供全方位的臨床評估及治療。

也許，你們仍然不知道我的工作是什麼。簡單來說，就是評估疑犯在犯案時，是否患上精神病。法庭會因為病人的情緒狀況、律師的提議，而要求我們法醫精神科替病人寫精神健康報告，而我們通過跟病人接觸、傾談，了解病人的背景、犯案情況，從而作出判斷。這份報告可以影響判刑——不一定會輕判，有些情況會判得更重；可以影響服刑的地點——在普通監獄，還是在精神病監獄。

除此之外，我們亦會跟進已判刑而在精神病監獄服刑的案件、在普通監獄的囚犯一旦疑似患上精神病，亦會由我們負責。

所以，我是一個兼有醫學知識和少許法律知識的專業人士。本書會透過我的工作，讓大家見到這兩個面向的特性，法律上，希望台灣的朋友了解精神病人犯案之後，會走過的法律程序；醫學上，希望介紹不同精神病的病徵。社會對精神病知道的越多，越能防止精神病人因為病發而犯案。我見過很多例子，在病人犯案之前，有很多特徵已經表露出來，可是家人、同事，甚至社工、醫護都沒有察覺。只要病人身邊有一個人，能夠及時帶他看病服藥，就可以及時醫治。

我常說，法醫精神科醫生就像偵探，在案件發生之後才出現，其實已經是於事無補，恨錯難返。在慘案一件都嫌多的原則下，我們更需要知道相關的醫學知識，讓公眾提高警覺，防範未然。

這是我從事法醫精神科工作的最大理想。

在介紹我的具體工作之前，我想先告訴大家，我的入行過程。

我小學未畢業就離開香港，到英國升學。最初目標是在大學讀法律，但母親說做律師有可能替壞人打官司，遊說我讀醫。我聽從她的意見，但一直覺得自己不是醫科人才。後來我看到《沉默的羔羊》（The Silence of the Lambs）這部電影，主角是聯邦調查局女幹員，借用一個罪犯（電影《人魔》主角）的智慧，用心理學的方法追兇，這時我才發現，原來有些醫生工作也能接觸法律。我想當這種醫生。從此立定決心，鎖定了法醫精神科。

之後，我在大學三年級選了精神科為專科，一九九九年在英國倫敦獲得醫學學士學位，之後繼續留在當地接受訓練，當實習醫生，後來成為法醫精神科醫生。二〇〇五年，家人希望我回香港發展，當時在香港，只有醫管局的法醫精神科有相關的職位，還記得我應徵時，曾經說了一番話：「只有他們能在法醫精神科給我一個職位，我才會留在香港。」後來他們真的應聘了我，讓我任職法醫精神科並繼續接受其專科訓練，直到二〇〇八年正式在香港成為精神科專科醫生。

跟上司熟稔之後，有一天我問他：「為何會錄取我？」他說：「因為法醫精神科是香港有名最辛苦的工作，因此從來沒有人會說非進這個部門不可。」上司覺得我這個女孩很奇怪，便決定錄取我，看我是不是真的這麼「笨」，願意留在這個部門。

我在這個部門一直做到二〇一二年，之後私人執業，除了繼續做法醫精神科的工作，還會給普通精神科病人診病，那也許是「笨上加笨」的選擇吧。

回說工作，我的主要工作地點是青山醫院。青山醫院是香港最歷史悠久的精神科醫院，一九六一年啟用，主要為精神病患者提供治療，其中一棟大樓的地下和一樓就屬於我們法醫精神科部門，除了有男女病房，還有一間房用來做復康工作的。

除了青山醫院，我還會到香港懲教署轄下的小欖精神病治療中心，在兩個機構之間遊走工作。兩個地點有什麼差別？青山醫院是一間病院，只有部分樓層屬於法醫精神科；而小欖收押的是犯了事判了刑但有精神病的罪犯，以及被捕之後需要索取精神病報告的疑犯，所以這裡實際上是一個監獄。前文說的「精神病監獄」，就是指小欖了。醫生每次到小欖，都像去探望監獄裡的犯人一樣，要通過檢查和搜身才能進去。

我們法醫精神科醫生共有八人，分為兩組，一組早上在小欖工作，另一組則負責下午，其餘時間大家便在青山醫院工作。每次到小欖，我都會在這個辦公室看症、處理資料和寫報告。那兒的工作人員都會給我一些病歷資料，讓我把病人的資料放在裡面。當我工作完畢，交還資料後，工作人員便會把資料收好，連我也不能把資料帶走。

由於小欖懲教署在山上，而我們法醫精神科的辦公室在山腳，所以每一次跟病人面診，我們都要走一條山路。其實小欖這個地方，四周都是開發了的山景，旁邊還能看到屯門橋和海，景觀非常漂亮，這樣的環境其實很適合治療的。到達之後，懲教員就會告訴我，今天要看多少位病人、有多少新門診。我的上司會根據我們的經驗，為我們分配病人。例如我剛開始工作時，不會看犯了謀殺案的病人，只能看一些罪行比較輕的病人。到我的年資變長了，就能慢慢為一些罪行比較嚴重的病人診症。分配案子之後，我們就會跟病人見面。有時我們會和病人單獨見面，但有時候是兩個醫生一起面診的。

說到這裡，不如我用一個案件為例，為大家介紹一下我的工作吧。

目錄

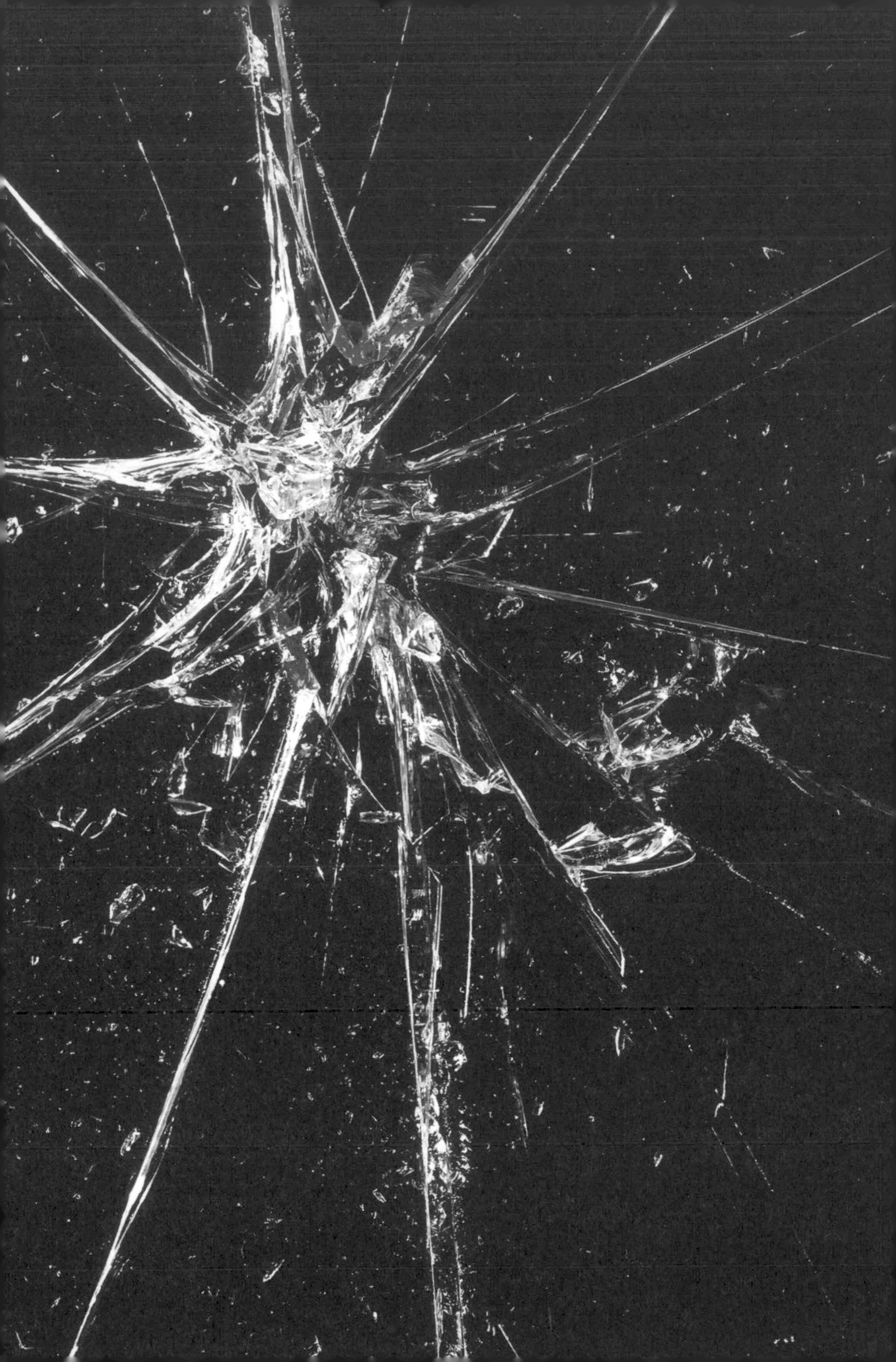

Part 1

誰是受害者？

——潛入犯罪者心理的法醫精神科

Case 1

什麼是法醫精神科[1]？——產後憂鬱殺子案

案例檔案

◆姓名：歐陽月（女性）。
◆年齡：三十歲。
◆控罪：殺嬰罪。殺害未足歲的女兒。
◆現況：被捕之後還押大欖女士監獄，二〇一一年一月聆訊後，還押小欖。

以上是接下來要介紹的病人歐陽月的法庭報告／警察報告。診症前，跟一般醫生一樣，我會收到病人的病歷——如果他有在公立醫院看病，內聯網就會有紀錄；而跟一般醫生不一樣，我也會收到這位病人的法庭報告／警察報告。

收到這份報告之後，我就會請懲教署[2]職員安排我跟歐陽月女士面診，面診的目的，就是要判斷歐陽月是否患上精神病，如有，患的是什麼病。這些資料最後會交香港法院，作為病人判刑、量刑的其中一個考慮。

問診前提，與病人建立信任

——問診歐陽月（第一天），二〇一一年一月四日

我在小欖跟歐陽月見面。門打開，職員領著歐陽月進來，只見她雙頰深陷，穿上米白色的囚衣讓她的臉色更為蒼白。醫護告訴我，她來了一天，幾乎什麼都吃不下咽。

第一次見面，一般都只會問到一些背景資料，因為仍然未跟病人建立起信任，她還未明白法醫精神科醫生的工作是在幫助她。最初我跟她天南地北

的說一通，直到抓到她喜歡的話題，當她開始滔滔不絕的時候，我就要專心聆聽。

她想我稱呼她作月。月告訴我，她在香港出生，一家人都沒有精神病紀錄。之前也從沒看過精神科醫生，身體健康，沒有動過大手術。生活上，她不菸不酒，沒有犯罪紀錄。

家庭成員方面，月的父親是一位中醫，兩年前去世。母親孫梅六十五歲，退休人士，住在坪洲。月在家中排行第二，有一姐一妹，姐姐歐陽望，三十九歲，已婚，住在灣仔舊樓，是家庭主婦。妹妹歐陽砂，二十八歲，個性隨和，是一名社工。她說，「望月砂」是一種中藥的名稱，是父親取的。

姐姐歐陽望，是典型大姐姐，一家之主，有點霸道的性格，以出發點都是對家人好為理由，即使父母都要忌她三分，但不能否認她的本性善良。月不太喜歡望，是因為望在小時候常常罵她、打她。記得有一次，父親阻止望欺負月，望竟然連父親也敢打。

妹妹歐陽砂，與月因為年紀相近，感情要好。因為社工的性格，家中的矛盾，都由她調停。母親跟三姐妹的關係不錯，沒有偏心誰，只是不敢逆歐陽望之意。月已婚，丈夫名為方大星，在酒樓的廚部工作。二人育有一女，名方婷，十個月大，就是本案的死者。方大星跟歐陽家關係惡劣，主要是跟歐陽望交惡。望不喜歡他，主動挑起事端。

掌握了人物關係之後，我希望能請到所有親屬跟我見面。我會交由小欖的懲教署職員替我跟進，他會負責一切聯絡工作。我不可能只聽月一面之辭，有他們提供資料，對我的判斷有很大的幫助。職員翌日回覆，姐姐歐陽望、妹妹歐陽砂、丈夫方大星都願意跟我見面。母親孫梅因為傷心過度，加上舟車勞頓，就免了。我相信，只有這三位家人幫忙也足夠。

不同的病人，第一次見面的反應都不一樣，但對於我要問他們問題，都抱著一定的戒心。即使滔滔不絕，也不代表毫無保留的信任我，這是正常的。月比較內斂，女兒逝世心情不好，但她很快理解我的身分，信任一點一滴的建立起來。

失去家人支持的產婦

——問診歐陽月（第二天），二〇一一年一月六日

這一天，月走進來時，掛上了一絲微笑。我想她並不抗拒跟我聊天。她從小時候說起。

「小時候，我是由祖母養大的。我在小學常常被人欺負，只有祖母對我好。」我想，她只有大約九十的智商，是其他小孩常常欺負她的原因。

「我很害怕上學，常常逃學。就這樣，我一直讀到中學三年級，便決定停學，不再唸書。」她父親接受了，說：「那妳不要再讀了。」月就決定來到社會工作。

由於月的媽媽是酒樓職員，經她介紹也到那裡上班，直至懷上第一個小孩後，她害怕在濕滑的廚房工作會摔倒流產，於是辭職，安心養胎。

她說到懷了第一個小孩，我逮著這個機會，巧妙地把話題轉移到她的婚姻生活。

「我是在酒樓工作時認識方大星。」月說。那時候，月二十歲，方大星比她年長一年，月當樓面，方大星則負責廚房的燒味部。他們認識了一個月便開始談戀愛，但具體過程是怎樣，「我已經記不清了」。

之後，月的說話有點混亂，沒頭沒尾的，但幸好都能疏理出一個脈絡：月在二〇一三年和方大星結婚，婚後本來和方大星，方大星的媽媽，以及方大星的弟弟小星一起居住。她跟奶奶的關係還不錯，跟小星關係卻很差。「我覺得……覺得小叔不太正常（患有精神病），突然無緣無故打我一拳。我沒有跟他說話，只是剛好經過，他都會突然拍我後背，有時又會飛腳踢過來，有幾次，他還向我扔東西，扔什麼？扔報紙啦，筆啦，檯面上有什麼，就扔什麼，最嚴重，他向我扔洗髮精，很痛，都瘀傷了。」

她說和方大星同居後，最不愉快的就是常常被小星打，但除此之外，生活並沒有什麼大問題。其實方大星在她結婚之前也曾經打過她，可是她實在太愛這個人了，所以並沒有離開他。當他們結婚之後，方大星就再也沒有打過她。

「老公一直都希望有寶寶，但我不想。」問她為什麼不想要小孩，卻沒有特別解釋，只懂說「不想，不想」。不過，事實是他們沒有做任何避孕措施。所以到了二〇一四年左右，月懷孕了。「我不知道自己想不想要寶寶，但我知道要是去墮胎，對寶寶就很差很差了，所以最後還是選擇生下來。」懷了孩子之後，她害怕留在丈夫家裡會被小星打，為了孩子，她搬回媽媽在坪洲的家，跟母親和砂一起住。

他們一家一直都住在坪洲，望和她結婚之後都搬出去了，父親兩年前去世，坪洲只餘下母親和砂。

然而，月搬入坪洲後，望卻阻止她丈夫到坪洲見她和探望她。「姐姐是家裡最惡最有權威的人，只要她說一句，家裡所有人都只能順著她。」月說著的時候，帶點無奈。我也不知道這是什麼原因，可能是因為望是家裡的經濟支柱？接下來會跟望見面，到時要問問她。

雖然望禁止他們見面，但由於望並不住在坪洲，方大星偶爾也能偷偷探望月。可是，坪洲實在太遠了，加上方大星做飲食業，每星期只能探望她一次，月因而覺得很不愉快。「孕婦，不是應該備受寵愛嗎？人人都有老公陪在身邊；但我卻要搬到遠處，一星期只能和丈夫見一次面，真的很可憐。」說到這裡，月一臉憂傷。

不過，臨近預產期，大約二〇一五年四月，方大星偷偷住進長洲，全家人都幫忙瞞著望。

「阿星來了之後，我心情好多了，幾個星期之後，我在醫院生下女兒。」方婷這名字，是望取的，希望她長大後婷婷玉立。這時代每個小孩都有暱稱，他們都稱她做寶寶。

可是，在出院的那一天，望竟然把寶寶搶了過來，說要由她撫養。「她說我不懂教養小孩，而姐姐已經有兩個孩子了。」說到這裡，她有點情緒，不想說下去了。我決定先問到這裡。

月只有九十的智商，一家人都用自己的方式照顧她。姐姐望性格霸道，儘量為她安排，反過來也是不信任她。阻止她與丈夫見面，甚至搶了她的孩子來撫養，都是無視了她的想法和感受。也許望是為她好，但不難想像月會感到難受。雖然月患的是產後憂鬱，但這樣的家庭背景，她在產前是否已經得了憂鬱症，也說不定。

生活在看不見的暴力陰影下

——跟方大星見面，二〇一一年一月六日

同一日，我跟月的丈夫方大星見面。他是個高瘦的男子，說話有點倔強，並不討人歡喜。我向他確認了幾個部分，包括他在結婚前有向月動粗，但辯稱是吵架時一時衝動，婚後他決心改過衝動的性格，自稱愛護妻子。至於方小星，他也承認小星有向月拳來腳往，但認為只是相處的方法。不過，他知道月不喜歡，所以懷孕之後他也接受妻子回到坪洲居住。

他跟歐陽望之間的矛盾很大，他一聽到望的名字，就皺起眉頭。望嫌棄他窮，不上進，覺得他沒有能力照顧月。但說到方婷，他則氣上心頭：「那

產後憂鬱症（postpartum depression）

如其名，女性在生產後因生理或心理因素造成的一種憂鬱症，症狀有情緒低落、無價值感、急躁和憤怒等。

是我的女兒，為什麼要她撫養？連商量的餘地都沒有，在醫院自己把女兒搶了過去，然後由月在電話中告訴我。我父母都氣炸了，如果覺得我和月都有問題，我也有自己的父母，孩子是姓方的！」

他說，因為這件事，他和月都不開心。月變得情緒低落，他試過讓她高興，提議到市區逛逛，但月不感興趣。她每天都躺在沙發中，什麼都不想做，無論是寶寶給望撫養時，還是自己照顧時，都一樣。

至於說月虐待寶寶，他則說沒有看見。月在生下寶寶之後情緒是否有問題，他都說不知道、看不出來。他說並沒有過分責怪月讓寶寶死了這件事。在我看來，寶寶與月之間，他在意月多一些。據後來懲教職員說起，方大星天天來探望月，風雨不改。

面對望的嫌棄，方大星確實受了委屈。不過，他察覺月情緒的變化，但沒有實際有效的行動，這涉及我們對精神病的認知。事實上，產後憂鬱在香港不算是陌生的名詞，作為丈夫，見產後情緒低落，不是提議跟她到市區逛逛，而是該帶她去看醫生。

自覺沒有能力照顧孩子的弱勢母親

——問診歐陽月（第三天），二〇一一年一月十日

由於她產後仍然留在長洲坐月子，所以只能每星期到望家探望女兒兩三次。「那段時間我很辛苦，每次外出，來回路程都要兩三個小時。」月每次去探望女兒，大概只能逗留三十分鐘左右。「我不想礙著姐姐，她幾乎每分鐘都忙著照顧寶寶。對了，姐姐總是不容許我碰寶寶，我只能看著她，我想幫忙，但沒法親手去做。這感覺很奇怪，寶寶是我的女兒，但又好像不是。」

另一方面，望不許她和夫家的人見女兒。可是，月不想惹怒姐姐，請大星容忍，常為寶寶拍攝照片傳給他，但方大星豈能滿足？二人一星期見一次面，都是吵架收場，漸漸地，夾在中間的月，感到極大壓力，她晚上躺在床上睡不著覺，好不容易睡著了，天還未亮卻又醒過來。

「我掛念寶寶，也後悔答應了姐姐。可是媽媽和砂卻覺得這很完美，完

全應該這樣處理。他們不願意聽我的想法。至於大星，他說我當初同意把寶寶送給望，現在生氣也無補於事，但他卻常常拿我出氣。」月覺得自己走投無路——望不願意把孩子交還她，媽媽和砂不願意幫助她，丈夫不在身邊，自己又沒有能力搬出去獨力照顧孩子，所以整件事情很絕望。

二〇一〇年九月十九日，事情有了轉機，那天是月的生日。望特意把寶寶帶回坪洲替月慶生。「我在幾天前已經下定決心，我要寶寶留在坪洲，由我親自照顧。」當日，月大發脾氣，要望留下寶寶，由她親自照顧。歐陽望聽後便說好吧，就把寶寶留下來了，然後教月怎樣幫她沖奶、換尿片、拍嗝等等。

之後，月談到如何照顧寶寶。她說要謝謝妹妹砂。「只要砂在家，她都會幫忙，和我一起照顧寶寶。其實砂照顧寶寶的時間比我還多。我常常覺得自己沒用，不能幫忙照顧寶寶。我常常記不清一天要餵多少次奶、換多少次尿片，我每天都很混亂，又害怕會傷害她。反而砂對寶寶的事情很清楚，什麼都記得。」月說著，眼眶泛著淚光：「其實我根本照顧不了她……」

我打算談談案發時候發生的事，她卻情緒一陣激動。我決定讓她休息，下次見面時再談。

接下來，我約見了月的妹妹歐陽砂和姐姐歐陽望。已經第三次見面了，其實除了以上段落，我也會重覆請月談之前曾談過的事情。有時因為初次見面的陌生感，說話有點保留，或長話短說，每次氣氛不一樣，談興也不一樣，有時會談得更仔細。有些病人的話會前後矛盾，這些矛盾地方可能是病，也可能是假扮精神病，我們有專業判斷。

回說月，她決定要回孩子，這是沒人能夠阻礙她的權利，但既然望最初認為她沒能照顧，為什麼沒有好好準備就把孩子歸還她？

每則案件，犯行前都有徵兆

——跟歐陽砂見面，二〇一一年一月十日

歐陽砂，月的妹妹，跟月的樣子有點相似，但眉宇之間多了一點溫柔，

眼神也多了一絲冷靜。她很清楚知道今天的見面所為何事，所以也知無不言，言無不盡。

她向我確認了月說了些什麼，包括三姊妹的關係，望的霸道，月對她的信任等。她給了我多一條我之前不知道的資料，就是方大星結婚前有次在坪洲吃飯過夜，被母親發現偷砂的錢，東窗事發卻惡人先告狀，大聲喝罵她們後以此作結。

而由望負責照顧寶寶，的確是她一言堂而不容違背的決定，直到月的生日。「記得那天，二姐的表現很不尋常。她平時不會這樣的，即使對大姐不滿，或許會有點口角，但不會發飆罵人，罵得大姐都嚇一跳，急忙決定把寶寶留在我們家。」原來，望有向媽媽和砂私下談過，希望他們一起照顧月和寶寶。「大姐一向都是出於好意，只是太強勢，大家都怕她。」

月接手照顧寶寶之後，誰見到她都感到害怕、焦慮、不安，擔心不能好好照顧孩子；但大家都見到她認真嘗試。她接回孩子後，大星也搬了過來。「我和媽媽都覺得，有丈夫照顧，對二姐和寶寶都較好。但實際情況是，大星從來都不管她們，下班回來便說很累，要二姐自己照顧寶寶。」

歐陽砂說，自從望把寶寶留在坪洲後，只是過了大概一個星期，她便目擊到月打她。「當時，我去為寶寶熱奶，而月則在為寶寶換尿片。突然，我聽到寶寶在哭，我探頭望過去，只見二姐摑了寶寶一巴掌。我馬上衝出去阻止，問她：『妳在做什麼？』她回答：『我覺得她在哭很煩，所以便掌摑她。』」之後，砂抱過寶寶，好好安撫，月則別過了頭。「之後我說：『既然妳們都不想照顧寶寶，不如把她交給保良局[3]吧。』但她又不作聲。」

在寶寶死前這一段時間，砂說她最少看到月打過她五六次。她會捏寶寶的臉、掌捏她，曾經令寶寶的臉出現瘀傷，還試過兩三次把寶寶拉扯到胸口左右的高度，扔在床上。每次砂問她為什麼要這樣做，她都說是因為寶寶在哭，很煩。

砂說曾經多次阻止月傷害寶寶。她試過打電話給望，望曾經來到坪洲，當面勸說月不要傷害寶寶，軟硬兼施，說過要報警，也問過她需不需要幫忙。砂說，望曾經懷疑月是不是患了產後憂鬱症，但卻沒有細想下去。

我聽到這裡，搖一搖頭。

寶寶死的時候，只有月跟砂在場。砂有告訴我方婷死時的情境。但我在第四次跟月問診中，也問到了情況，到時再綜合交代。

望曾經懷疑月是不是患了產後憂鬱症，但卻沒有細想下去。為什麼不細想下去？月的病徵已經很明顯，她真的打孩子，令孩子有瘀傷了。對於犯事，我們對親人有大事化小的心態；對於患病，我們又會有僥倖無事的心態，這都令悲劇無可避免，像這次月的情況，一切都難以挽回。

家人曾察覺病人狀況，卻未即時伸出援手

——跟歐陽望見面，二〇一一年一月十日

歐陽望的身形跟月和砂是兩碼子，她比較橫，有點英氣，說話大聲，斬釘截鐵，難怪全家人都怕她。

我跟她談歐陽月，但主要是想知道，她為什麼不喜歡方大星。她跟方大星的矛盾，是月其中一個心結。她跟我說，那是因為自從歐陽月認識她的丈夫後，她便性格大變。「以前月是那種沒有脾氣的人，可後來卻變得愈來愈暴躁，還常常罵自己的媽媽。我知道那個什麼方小星經常毆打她，我也曾勸說月離開這個壞男人，可是月卻說要結婚。」

歐陽望之所以禁止方大星在月懷孕時住進坪洲的家裡，是因為她知道方大星偷錢的事。「難道我要讓一個家賊住進屋子嗎？」不過，她說結婚後並沒有禁止他們見面，「畢竟也真是一家人。」可是，月卻向我說望是完全不讓自己和丈夫見面的。

「沒有我的允許，他可以搬回去住嗎？可是他有幫這個家嗎？他做廚房的，在家有燒飯嗎？不都是砂做的……」她還說，剛剛探望月時，還在勸月跟方大星離婚。

不過，也真的感到她出於好意照顧寶寶，唯一的自責也是在月生日當天沒有堅持。「我也不知道事情會發展成這樣。但當日看見月的決心，那是一份當媽媽的堅定目光，很難拒絕。」不過，當她決定了之後，就立即後悔，因為發現原來月在懷孕的過程中，完全沒有學習過這些基本的育兒知識，怎樣照顧寶寶？但她沒有深究下去。

望主動說起，寶寶歸月照顧之後，有一次患了胃炎，要住醫院。「我看見寶寶的臉上瘀青了一塊，望馬上問砂寶寶怎麼了，但砂不願意回答。我當時就猜到是月捏寶寶。」

寶寶出院後，她親自到坪洲了解。「我懷疑過，她是否產後憂鬱？我曾建議她去看醫生，但她說自己沒有病，之後就不了了之。」

歐陽望很強勢，但她很多事不是不了了之，就是沒有深究過。望曾經提出把寶寶接走，月說不用，她沒有堅持，她之前不是什麼都說了算嗎？望也曾建議月去看醫生，但月說自己沒有病，就沒有再深究。望只顧著要月跟丈夫離婚，再沒有做過任何實際能幫助月的事。

為什麼精神病患不願對外求救？

——問診歐陽月（第四天），二〇一一年一月十二日

每次問診，我都嘗試問月事發經過，她卻說她已經答了很多次，在警察面前，所以不欲多說。經過三次會面，大家熟絡了一點，她信任我，願意告訴我當天的事。月跟砂的說法大致相同，分別是砂較有條理，月說得較零碎。我綜合了事件，二〇一〇年十二月三日發生的事，是這樣的：

那天砂餵了寶寶吃奶後便去午睡。到下午，砂發現寶寶已經睡了很多個小時了，就想著要把寶寶叫醒，幫她洗澡和換衣服，於是便先去放水給寶寶洗澡。突然，她聽到月大叫，說寶寶好像無法呼吸。砂馬上去看寶寶，發現孩子呼吸真的有點困難，但過了幾分鐘，好像又沒有問題，她便以為沒什麼問題。

之後她們為寶寶洗澡，孩子在洗澡過程中也沒有任何問題。但洗完澡後，寶寶便開始氣促，呼吸變得非常困難的樣子。砂馬上開了房門和窗，叫

月報警、找人來幫忙。可是月說不行。砂問：「為什麼不行？」月沒有回答，但就是不肯報警。砂氣得衝出房外。

之後，月看到寶寶平靜了一點，好像能呼吸了，就以為孩子睡著了。砂也沒有離開很久，她擔心寶寶，回到房間，頃刻就發現不對勁：「寶寶根本是無法呼吸、已經昏迷了！」

她們開始嘗試幫孩子做心外壓，可是她們根本不懂，只是模仿電視平日的動作來做。後來砂決定帶寶寶到診所，事實上診所跟家裡的距離只是十分鐘的腳程，可是到了診所，寶寶已經死了。

警察到場，月跟警察說她唯一做過的事情就只是捏了寶寶一下，但她不記得自己在多久之前打過寶寶。

這件事發生後，警察逮捕了歐陽月，把她送到大欖，之後輾轉成為我的病人。

砂看到寶寶氣促，但月不願意報警。為什麼砂自己不去報警？這個小生命其實完全是可以拯救的。之前月精神不穩，把孩子掉在床上的時候，她們也曾經聯絡社工幫忙，為什麼這一次沒有這樣處理？

社會對心理疾病認識不足，導致悲劇一再重演

問診完畢之後，我要寫一份詳細的報告，列明月有沒有患精神病。而她，是有的，患了產後憂鬱。有很多症狀都明顯的，如食慾不振、失眠或早醒、感到疲倦、缺乏活力、難以集中精神，等等，這些都可以從問診和跟家人的了解中知道。而引發憂鬱的原因，包括了多個家庭問題，如丈夫跟姐姐的不和，姐姐私自帶走女兒、自己照顧女兒時的壓力，除了歐陽砂，沒有人照顧過她的感受，病發的時候，向女兒動粗。

控方控告的殺嬰罪，來自《侵害人身罪條例》[4]，簡單來說，如果死者是十二個月大以下的嬰兒，而疑犯是嬰兒的母親，其精神受干擾是由於分娩該嬰兒或因哺乳嬰兒引致，而非任何其他理由，就會是殺嬰罪，一般會判誤

殺。最後，因為法官接納了我們的報告，給予歐陽月入院令三年，在小欖一邊服刑，一邊醫治。

我覺得月的經歷其實非常坎坷。她確實患有產後憂鬱症，符合這個病的很多症狀。我無法理解她的家人為什麼留意不到她的異樣。如果他們稍微留意一點，整件事其實都可以避免。

還有一個資料：寶寶死前曾經因為胃炎到醫院檢查。當時寶寶的臉上瘀青了一塊，望馬上問砂寶寶怎麼了，但砂不願意回答。望後來說，她當時就猜到是歐陽月捏了寶寶。我真的很困惑，為什麼她當時在醫院不提出這個問題？為什麼不去找其他方法幫助她？聽完月的遭遇後，我心裡一直很不開心。作為一個母親，我覺得每一個小生命都應該快樂地成長，而不應像這樣被傷害。

是不是這個社會對產後女性的支援還不充足？我們是不是應該更努力地宣傳，告訴大眾有多少比例的女人會罹患產後憂鬱症，觀察如果出現什麼症狀，就應該儘快去看醫生？而且不只產後憂鬱症，是不是整個社會對情緒病的認識也不足夠呢？記得香港早年對精神病的關注，都是不願在自己居住的地區興建精神病院，害怕精神病人傷害自己；其實，醫治中的病人，傷害人的可能性，較在我們身邊因為疏忽而病發的人少。我們應該正視精神病，患上精神病跟患上高血壓和糖尿病一樣，都是病人而已。我們不應歧視精神病人，我們反而要多認識精神病的症狀，正如我們要知道高血壓和糖尿病的症狀一樣，有病就去醫治，那樣才會有健康的社會。

❶香港是「法醫精神科」，台灣則為司法精神醫學專科，是精神醫學領域裡的一門次專科。
❷懲教署為香港保安局管轄下的一個單位，專門負責羈管及更生服務。
❸保良局為香港慈善團體，提供社會、教育、文化等多方面的服務，其中也包括日間育嬰服務。
❹《侵害人身罪條例》為香港的法律條例，台灣在這類事件上適用刑法。

◆香港唯一的精神病監獄：小欖精神病治療中心

入住小欖精神病治療中心的病人有幾類：還押候審的疑犯、從正常監獄因為懷疑患了精神病而要接受治療的犯人、有限期入院令的犯人和無限期入院令的犯人。值得注意的是，只有接受入院令的犯人，院方才能強制他們服藥。

入住小欖精神病治療中心跟入住普通監獄有一個分別，就是普通監獄會有可能減刑，例如行為良好可以提早出獄；但小欖精神病治療中心的刑期並不能扣減，病人必須百分百完成法庭的判令，才能離開。但如果我們覺得病人的精神狀況還未可以回到社會，根據《精神健康條例》一百三十六章三十二條，我們有權「將接受觀察病人的羈留期延長」。

（編註：香港法例第一百三十六章《精神健康條例》，修訂和綜合與精神上無行為能力有關的法律，以及與對精神上無行為能力的人的照顧及監管有關的法律。）

◆香港法律知識：入院令（hospital order）

根據《精神健康條例》第四十五條，當一個人被定罪，而該人為精神紊亂的人，或該人所患有的精神紊亂的性質或程度，足以構成理由將他羈留在精神病院以接受治療；法院就可以藉著入院令，授權將該人收納入並羈留精神病院，亦即小欖精神病治療中心。

Case 2

什麼是減責神志失常？——憂鬱症殺情婦案

案例檔案

- ◆姓名：林兒（女性）。
- ◆年齡：三十四歲。
- ◆控罪：謀殺罪。被控謀殺一名女子王鳳。
- ◆現況：還押小欖，精神不穩，想自殺。

——小欖法醫精神科例會

我們法醫精神科團隊每星期都會在小欖開會一次，審視大家各自的個案。會議由主管林加利先生召開。這個法醫精神科部門是加利一九九五年創立的，可以說，他是部門的父親，事事親力親為。

「美怡，林兒的案件，明天聆訊了，對嗎？」加利對同事手頭上的案件都瞭如指掌。我打開檔案，那是花了好幾天才整理出來的資料。林兒問診的時候表現反覆，有時會情緒失控，我跟她見面四次，才對她的背景理出一個頭緒。

長期處於不正常的婚姻中，還能正常嗎？

──二〇〇七年七至八月，共問診林兒四次

林兒，一九七三年出生，二〇〇七年案發時，她是一個三十四歲的離婚婦人。她沒有工作，靠前夫的贍養費生活。

林兒家裡並沒有精神病史。她家庭的經濟環境一般，家人的學歷都並不高，她也只讀到中學畢業，然後一直在便利商店、超級市場等地方做收銀員的工作。

一九九八年，她因為懷孕而跟只結識了三個月的男朋友陳帥結了婚。翌年生下一女。可能因為了解不深，林兒和陳帥在生活上有很多細節地方都並不合拍，加上陳帥猜疑的性格令他們的婚姻關係持續緊張。

「他經常說，我在外面有情夫。這怎麼可能？我根本沒跟男同事說過半句話。」還押中的林兒，在小欖問診時經常情緒激動，當時她拍著桌子說這句話。

林兒身形瘦小，黑黝的膚色讓人覺得她的身體充滿著力量。

林兒一直活在丈夫的質疑聲中，好不委屈，但兩年後卻發現驚人的事實：「真正有外遇的是他！他在大陸有一個情婦！」九〇年代末至千禧年代初的香港，在深圳另有情婦是很普遍的現象，香港人稱為「包二奶」。大概二〇〇〇年左右，林兒感到陳帥的工作突然變得忙碌，不但夜歸，有時更說要在大陸的廠過夜，再加上陳帥再也沒有質疑她有情夫了，種種改變讓她感到奇怪，決定偷偷跟蹤陳帥到深圳，發現那個情婦，並跟她大打出手，幸好沒有驚動公安，否則後果不堪設想。

以上的情節，林兒說得繪影繪聲，說到痛處還會放聲大哭。

林兒當然忍受不了丈夫有情婦，立即提出離婚，陳帥也沒有反對，便申請分居並爭奪女兒的撫養權。由於林兒沒有穩定的收入，因此女兒的撫養權被判了給陳帥。分居兩年後，二人正式離婚。可是，從分居的第一天開始，二人的關係非常微妙；由於便利商店的工資不足以讓林兒租房子，她在陳帥允許之下，一直跟陳帥住在同一屋簷下，一天都沒有離開過，只是搬到隔壁的客房。能夠每天都見到女兒，林兒也滿意這個安排。

「一切都是為了能跟女兒見面，法官都把女兒判給他了，如果我離開，跟女兒就不會太親近了。」林兒說到女兒，還是有一點慈母的眼神。

可是，那段日子，陳帥的一舉一動，在林兒眼中，還是覺得刺眼：「他常常夜歸，滿身酒味，就知道他又在外邊花天酒地了，有時更一整晚不回家。我知道我們已經分了居、離了婚，但他還是女兒的父親，好像還有一點點家人的關係，所以看在眼裡還是有點不是滋味。」林兒越說越淒酸，以為她要拭眼淚，豈料態度突然一百八十度大變，狠狠的說：「他在外邊風流快活，我就在家中照顧女兒、做家務，有一天，我終於明白他為什麼容許我繼續住下去了，因為他當我是免費傭人！」她不理會回家時已經醉醺醺的陳帥，把心中的憂鬱傾吐出來，豈料換來陳帥冷冷的說：「妳已經不用交房租，不就應該做點事嗎？」

「他把事情說得明白不過了，我不想做他的傭人，我想離開。」林兒說，她太憤怒了，即使不能照顧女兒，也沒所謂了。

剛巧，她在超級市場工作認識了一個大陸來的同事，她也是一個人住，想找人合租，可以省下一半金錢。林兒答允了她，一個月後離開了陳帥家，之後每一星期見女兒兩次。可是半年之後，陳帥幾乎跪著求她回去。「他一個人照顧不了女兒，也做不來家務。他的工作需要應酬，如果晚上都在家中照顧女兒，他會失去很多客人。他開了一個條件，說會跟女朋友分手，希望我搬回去跟他一起。其實當時我也不知道他有女朋友。不過，我實在想念女兒，能夠每天都見到她，才是生活的動力，所以我答應了他。」

讓林兒意料不到的是，這一次搬回去，陳帥沒有把她視作傭人，一切就彷彿回到結婚初期，陳帥對她十分重視，甚至為她慶祝生日、母親節，一家三口的快樂，讓林兒憧憬或許會跟陳帥再辦一次結婚手續。忘了是哪一夜開始，她回到陳帥的房間，她原來的主人房，睡在他身邊。

可是，好日子不長，五個月後，林兒再次發現陳帥又有新女朋友。這時是二〇〇五年中旬，這次她再也受不了，終於決定再次搬走。之後，就像一個無間地獄，每隔幾個月，陳帥就會央求她回去照顧女兒，然後她又因為掛念女兒而會回去幾個月，然後又發現陳帥有外遇，如此循環了好幾次。

到二〇〇六年十二月，林兒再一次跟蹤陳帥，竟然發現他同時間有三個女朋友！下午跟甲女共進午餐，黃昏跟乙女到公園談心，晚上竟然跟丙女到汽車旅館！跟這次之後，林兒真的死心了，二〇〇七年二月，她決定離開陳帥，不會再回去。而這次她真的做到了。

背負著失去自我的愛情

——小欖法醫精神科例會，二〇〇七年九月

「我覺得陳帥不斷讓她回去，只是為了可以有空閒時間出去找女朋友而已。」開會除了加利和我，還有其他法醫精神科的同事。說話的是瑋琪，她比我早一年入職，年紀卻比我小一歲。

「我也同意，但林兒每一次都以為他真心悔改，然後一次又一次的失望。」漢光是跟隨時先生創立法醫精神科的「元老級」同事。

「這時候，她的精神狀況如何？」最後一位同事就是月珍，在我們之中比較資深的。

「雖然林兒和前夫陳帥的關係一直很複雜，但據她自己形容，她的精神還算不錯。她以前沒有看過精神科醫生，身體也很健康，亦沒有不良的生活習慣。她本身是一個能吃苦的人，因此並沒有特別受這些問題影響。對於陳帥一直欺騙她這件事，她說自己一直相信這個男人很愚蠢，但精神也沒有受

到太大影響。」我回答。

「看來她還很愛他。」月珍點點頭。

「對，從問診中也看得出來，她沒有怪責陳帥的意思。如果陳帥的女朋友，即案中的死者沒有登堂入室，或許不會有接下來的事情發生。」

壓倒病人心理的最後一根稻草

——問診林兒，二〇〇七年七～八月

距離林兒正式離開陳帥，到案件發生的時間，即在二〇〇七年五月，只相差兩個月。林兒說這次離開之後，她還有再去見女兒，但已經不會再到陳帥的家。陳帥付錢給隔壁鄰居幫助照顧女兒，所以林兒會到這位鄰居的家探望，每週大概兩次。

事情的轉捩點，是陳帥跟其中一個女朋友王鳳同居開始。

王鳳是林兒跟蹤陳帥時，揭發他有三個女朋友的其中一個，是晚上到汽車旅館那一個。至於為什麼陳帥選擇了她，又或陳帥有否跟另外兩個女朋友分手，林兒不知道。

林兒只知道，由王鳳入住陳帥家開始，她就不被允許跟女兒見面。女兒改由王鳳照顧，陳帥曾致電林兒，明言不會再容許她探望女兒。「不知道那女人給陳帥什麼迷湯喝，忽然翻臉無情，變成另一個人一樣，他們故意要把我驅逐出他們的生活，我打電話給他們，他們不接；我到他們家按門鈴，他們也假裝自己不在家，不應門。」林兒喊破喉嚨，說得聲嘶力竭，嬌小的身軀不知哪來的力量，要兩個護士合力才能把她按在椅上，其中一人不停在她背部安撫，只見她喘著氣，過了許久才平靜過來。

林兒曾嘗試報警，但警察說他們沒有辦法。因為女兒的撫養權在陳帥那裡，因此建議她去找社工幫忙。二〇〇七年四月，林兒找了一位社工介入，終於陳帥願意讓林兒一星期見女兒一次。雖然好像解決了事情，但之前她能和女兒一個星期見兩次，其實林兒是被減少了跟女兒見面的次數。

所以，林兒很不高興。而真正令事情走向更壞的方向，是林兒的女兒告訴她，受到王鳳的虐待。「我計算著的，我記得的，這兩個月，我見了女兒七次，每一次她都在哭。她說了什麼？她說那個女人打她；她說爸爸跟那個女人常常留她一個人在家，沒人煮飯給她吃；她說那個女人故意在她洗澡時不放熱水。女兒八歲了，能夠表達在自己身上發生的事情，她說的話……她的眼淚，怎會有假？」

三月的時候，女兒每天都可以打電話給林兒聊天；但到了四月，陳帥連女兒打電話給她都禁止了。林兒再找社工求助，社工建議她以打官司的方法，要求陳帥讓她探望女兒。林兒教育水平低，對這些事情一竅不通，所以開始感到很大壓力。同一時間，林兒因為精神渙散，上班的時候頻頻出錯，甚至被超市經理警告，如果持續犯錯，就要解僱她。這時候的林兒，生活上亦飽受困擾。

有尋死的念頭，不代表一定會尋死

——與社工慧玲見面，二〇〇七年八月

我也曾接觸過林兒的社工，是一個叫慧玲的女孩子，二十多歲。她說，她接手林兒的個案後，看到林兒的精神一天比一天差。「她會失眠，對身邊的事物失去興趣，總是在想什麼時候才能見到女兒。此外，她常常覺得頭痛、胸悶。三月尾開始，她更說自己有尋死的念頭。」有尋死的念頭，不代表一定會尋死。社工、醫生等，會觀察病人，究竟是有計劃的，例如有自殺方法、已經寫好遺書；還是只是口頭上的沮喪。而慧玲稱，當時林兒並沒有任何計劃，只是掛在口邊，所以只是繼續觀察。

直到四月三十日，慧玲探望林兒，發現她的精神非常差。原來三日之前，林兒再嘗試到陳帥家探望女兒，陳帥又拒絕。慧玲來到的時候，只見林兒崩潰地大喊大叫，又說自己很想死。慧玲覺得她情緒失控，於是送她進醫院的急診室。

「急診室醫生轉介她到精神科，精神科醫生說，覺得她患有適應障礙（Adjustment disorder），但還不算是憂鬱症的程度。」慧玲說。之後，急診室的醫護人員建議林兒入院，但她不願意；醫生又提議把她轉介到醫院的門診，但她也拒絕了。

醫生唯有請她簽「自動出院同意書」（Discharge Against Medical Advice，簡稱 D.A.M.A.），並叮囑了慧玲，假如林兒的情況惡化，應帶她回到醫院檢查。

「林兒當時要求醫生開處方安眠藥給她，但醫生說不可以，除非林兒願意定時回診，因為藥物和回診一定要組合在一起用，否則無法跟進這個個案。」慧玲這樣說。

我認為醫生這個判斷太嚴厲，可能他希望藉此令林兒回心轉意去回診，可惜事與願違。

發生遺憾，往往是因為感到別無選擇

——問診林兒，二〇〇七年七～八月

林兒離開醫院後，覺得自己無路可退，感到連醫生都不願意幫助她。她開始胡思亂想起來。在問診的時候，她明確表示，她把所有怨恨都歸咎王鳳：「我沒有生阿帥的氣，所有事情都是那個女人做出來的。那個女人出現之前，一切安好，阿帥容許我見女兒；但自從那個女人出現後，所有事情都變得愈來愈壞了。」接著她又再激動的說：「即使我跟阿帥離婚，女兒還是屬於我們的！所有關於她女兒的事情，都應該由我和阿帥去解決，與那個女人無關！」

於是，案件發生。

二〇〇七年五月二十日，即案發前一天，林兒到陳帥家，打算跟女兒去吃飯，那是法官給她的一星期一天之約。在家門前，剛巧與接女兒放學的王鳳相遇。「我問女兒：『要不要跟我去吃飯？』當時女兒不敢回答，我看到

女兒的表情，她明顯非常希望跟我一起去！只是不敢說出來而已！因為那個女人，緊緊抓住女兒的手，女兒看著一臉痛苦的表情，她被抓得痛了！然後，那個女人把她扯入屋中，把門關上。」

林兒覺得非常生氣。覺得這樣下去，自己完全沒有可能見到女兒。於是，她到雜貨店買了一把水果刀回家。那天晚上，她心煩氣躁、頭痛，整晚都睡不了。因為她想到一個計劃：「先殺死那個女人，接著馬上自殺。」

二〇〇七年五月二十一日，林兒計算好女兒上學後，便到陳帥家樓下等王鳳。「我等了很久，終於等到那個女人出門了！只有她自己一個，阿帥並不在。我衝上去大罵那個女人，『賤婦、賤婦、賤婦』！哈哈……」林兒說時，手舞足蹈，也不知是興奮，還是憤怒。據她所說，兩個女人在街頭扭打起來，最後林兒從側包掏出水果刀，向王鳳的肚子刺去，王鳳當場倒下，然後林兒坐在王鳳身上，不斷的用刀插向王鳳，口裡唸唸有辭：「去死！去死！還我女兒！還我女兒！」直到警察來制伏她，把她送到醫院。

裁決逆轉，謀殺怎麼變誤殺？

——小欖法醫精神科例會，二〇〇七年九月

「王鳳送到醫院證實死亡，林兒被控謀殺，還押小欖。事發後，她的精神狀態很差，一直在小欖大吵大鬧，說要尋死，又不肯服藥。我根據《精神健康條例》強制她服藥治療，漸見效果。」「前夫陳帥不願意跟我們接觸，我只能跟林兒問診、與社工慧玲見面，以及跟小欖的醫護人員了解她的情況。」

「她是憂鬱症吧。」加利說。

「對，是從王鳳和陳帥不允許她探望女兒開始，有明顯的病徵，雖然初期不算嚴重，但因為沒有接受適當的治療，適應障礙漸漸變成憂鬱症（Depression），引致犯案。」

最後，林兒的案件因為「減責神志失常」（diminished responsibility）的原則，由謀殺變成了誤殺，入獄四年。她進小欖接受治療後精神狀況有好

轉，九個月後幾乎已經痊癒了，所以她的刑期不是全部在小欖完成，之後會回到一般監獄。

若專業人士即時協助，還會有悲劇嗎？

案發之前，社工慧玲已經發現林兒有精神問題，而且還帶了她去急診室，只是因為她不願意回診，結果病情惡化。其實，社工是否有必要擔下回診這個任務？雖然當時林兒還沒有自殺的行為，卻有自殺的傾向，那社工是否應該跟進她的情況？無論結果是自殺還是去殺人，這都不是我們願意看到的結果。

然而，在文中亦說過，有些人的自殺只是嘴裡說說，那麼對病人症狀孰輕孰重，診斷是鬆是緊，都很靠醫生當下的判斷。我個人比較傾向要求病人必須回診，並且交代社工，一定要帶病人回來回診。即使病人在當下不願回診，我還是可以先跟他預約時間。說不定之後社工多勸他一下，病人會願意回診。只是預約回診時間而已，所有人都沒有損失，最多不過是病人不來，我們虧了一節診症時間，但總比什麼都不做，讓病人感到無依無靠好。

林兒這案件，當初為她診症的急診室醫生，處理手法有點過於強硬了。林兒當時只是想要一些安眠藥，其實給她一些也無傷大雅。病人當時的情緒已經很不穩定，醫生不能用這麼強硬的態度對她。安撫她，等她的情緒平靜下來了，說不定就會願意回來回診。

當然，我不是說只要她願意回診，案件就不會發生。但作為醫生、社工，如果多點以關懷病人的角度出發，我始終相信，悲劇總會減少。

◆什麼是「減責神志失常」（diminished responsibility）？

根據香港法律《殺人罪行條例》「受減責神志失常影響的人」的第一點，「凡任何人在殺死或參與殺死他人時屬神志失常（不論是由心智發育停頓或遲緩，或與生俱來的因素，或疾病或受傷所引起的），而其程度足以使其對殺人或參與殺人時的作為及不作為的意識責任大為減輕，則該人不得被裁定犯謀殺罪。」；第三點，「任何人若非因本條規定原可被裁定犯謀殺罪（不論作為主犯或從犯），則可轉而被裁定犯誤殺罪」。

用較容易明白的語言去解釋，一宗謀殺案（注意：必須是謀殺案），只要能夠證明到疑犯行兇的時候是處於患一定程度嚴重的精神病狀態，其嚴重程度可能令他失控、失去理性，謀殺罪就自動變成誤殺罪。

值得留意的是，「減責神志失常」不是專門給精神病患者的。如果精神病患者處於沒有患病的狀態下殺人，一樣會是被判謀殺；重點是犯案的那一刻，如果疑犯因為情緒大受影響、思維離開正常狀態，即使案發前、案發後沒有患病，也算是行兇時處於患精神病狀態，都有機會因為「減責神志失常」而由謀殺變做誤殺。

（編註：台灣則適用《刑法》第十九條。行為時因精神障礙或其他心智缺陷，致不能辨識其行為違法或欠缺依其辨識而行為之能力者，不罰。行為時因前項之原因，致其辨識行為違法或依其辨識而行為之能力，顯著減低者，得減輕其刑。前二項規定，於因故意或過失自行招致者，不適用之。參考資料：全國法規資料庫。）

◆適應障礙症（Adjustment disorder）

適應障礙，是指個人在壓力事件後的三個月內出現的情緒或行為症狀，影響工作或學業。而當壓力源消失，或壓力事件的後果不再存在，症狀會在六個月內消失。

適應障礙通常會跟多種臨床特徵混合出現，如下：一、憂鬱性適應障礙：患者多為成年人，主要表現為對生活失去興趣、易哭、自責、沮喪、絕望，嚴重時可能會自殺。二、焦慮性適應障礙：主要表現為緊張不安、擔心、害怕、神經過敏、冒汗等。三、品行問題適應障礙：患者多為青少年，主要表現為侵犯他人權利和違反社會道德的行為，如：逃學、打架、鬥毆，毀壞公物、偷竊等。四、其他可能出現的症狀：失眠、注意力差、心悸、手抖等。

Case 3

有限期的入院令？——思覺失調症縱火案

案例檔案

◆姓名：何明（男性）。
◆年齡：四十五歲。
◆控罪：縱火罪。被控縱火燒屋。
◆現況：小欖等候精神健康報告。

——小欖法醫精神科例會

「大家好，我是康棋，是今年的實習生，請多多指教！」在小欖精神病治療中心的法醫精神科醫生例會中，康棋自我介紹之後，向大家鞠躬，同事們以鼓掌回應。

法醫精神科，是醫科——精神科的一個分支。在大學，入了醫學院，選了精神科修讀，畢業之後就要到不同領域做初級培訓。精神科有許多分支科目，如「兒童及青少年精神科」、「成人精神科」、「老人精神科」，還有我們「法醫精神科」。初級培訓為期數年，每半年培訓一個科目，學生會接觸到精神科的不同科目，從中找到自己的興趣和專長，最後在考試合格後選定科目做專業訓練。康棋剛好來到法醫精神科做初級培訓，也是她第一個培訓科目。

「康棋，妳跟何美怡醫生學習吧。」時先生把一個實習生交託到我手上，然後說：「這個縱火罪，就由妳們二人負責了。」說著遞來一個檔案。

會議結束，康棋跟我到辦公室，我說：「明天就會見這位叫何明的先生，妳先熟讀他的背景吧。」

「知道！」康棋把檔案接過手中。

問診前，事先釐清疑點及關鍵事項

——跟實習生的問診前會議

翌日，與何明面見之前，我先跟康棋研究何明的背景，以及接下來要注意的重點。

「何明被控二〇〇九年六月在深水埗某公屋[1]四樓的一個單位（一戶）縱火，整個單位被他燒成灰燼，但沒有人死亡，也沒有人受傷，該單位也沒人住一段時間了。」康棋說：「何明則住在肇事單位樓下，他說常遭樓上騷擾，我原本覺得十分奇怪，沒有人的屋子，怎樣騷擾他？但後來知道，原來他在二〇〇八年曾入醫院，被診斷出患上思覺失調症。」

「對。雖然答案都呼之欲出了，但也要客觀地聽他說話。」我說。

「明白！」康棋醒目的說：「再看看背景，沒有什麼特別。他犯案時剛好四十五歲，獨子，未婚，一直與父母同住，是一個乖孩子，沒交過什麼壞朋友，甚至沒交過什麼朋友，因為生性孤癖，並不討人喜歡。學業不算好，高二畢業就要出來工作，在一間工廠做基層員工，一做十多年，直到一九九七年後，由於許多工廠開始撤出香港，他工作的工廠也不例外，而他就在一九九九年被解僱了。之後何明一直找不到工作，靠綜援（綜合社會保障補助）緩過了八年日子，天天賦閒家中，直到二〇〇七年一間位於荔枝角的進出口貿易公司聘請他做辦公室助理，才算重新回歸社會。聽公司的職員說，他有點難相處。」

我點一點頭，人際關係出了問題，也是思覺失調症的症狀。

「何明一直沒有談過戀愛。他的身體狀況一直不錯，沒有什麼大毛病，而且不菸不酒，也沒有吸毒的習慣。他和家人的關係也不錯，雖然父母常說不明白他想什麼，也很少交流，但並不互相討厭。」康棋說著，望一望時鐘，她知道何明快來了。

「他的背景中，有一點最令我留意的。」我說：「剛才說過，何明曾入住醫院。據當時的病例資料，他說覺得經常有人跟蹤他，而且跟了十多年。這件事會否跟這宗縱火案件有關？一會，我要找出答案。」

就在康棋向我點頭的時候，小欖的醫護人員帶了何明進來。

生病，讓病人無法客觀正視現實

——問診何明，二〇〇九年九月

何明來到診間之後，他很快就進入狀態，究竟他為什麼要燒掉樓上無人的房子？

「他們一家都太過分了，太過分了！」四十五歲的何明，外表看來只有三十五歲，比想像中年輕。身形微胖，說話很大聲，而且經常重覆，這一點上又有點像老人家：「你知道嗎？他們騷擾了我十年！十年啊！我忍了十年，現在好了，一把火把他們都燒死，通通都燒死！對，我知道我的下半生都要睡在監獄了，那又怎樣？在監獄，至少睡得安好，沒人騷擾我，挺寧靜的，較之前十年所經歷的煩擾，實在好多了！好多了！」何明在問診時語氣很是激動，就像過往十年的冤屈一次爆發出來似的，甚至認為即使要入獄，生活也比之前好。

「你說他們一家人騷擾了你十年，請問他們做了什麼？」

「這十年來他們一直、一直，跟蹤我。」何明說得活靈活現。

但其實，他說話有點凌亂，為了方便閱讀，我把他的話整理了一下，否則大家需要花一點心思才明白他的意思：「白天，白天啊，他們會跟蹤我，在背後的街角，偷偷的，但掩蓋不了腳步聲，掩蓋不了。他們住在我樓上，就是鄰居嘛。鄰居不是應該好好相處嗎？但他們總是想盡辦法去發出一些奇怪的聲音、奇怪的聲音，來騷擾我，例如拉動桌子和椅子啦，為了做出那種吱吱呀呀的聲音，有時候又會用力砸地下，像是行李箱，把行李箱大力砸落地，弄出碰碰的巨響。這些聲響一整晚不停發出，每晚如此，如何入睡？如何入睡？」

「你知道他們是什麼人？為什麼要跟蹤和騷擾你？」

「不知道，不知道。」何明搖一搖頭，說：「最初的時候，我想：不要把事情弄大，對嗎？所以，我沒有打算跟他們見面，也沒有打算跟保安說這些事。」

「有跟家人說起嗎？」

「我只有跟父母談過，跟他們說，我被跟蹤、被針對，但他們沒有支持我，說我多疑。他們說，沒聽到樓上的聲音，怎麼可能？我們住在同一個單位。後來我想，會不會是他們專門在我的房間製造聲音，所以父母聽不到？我不知道，我不知道。」

後來，我們有問診何明的父母，他們說香港的鋼筋水泥屋子，因為熱脹冷縮的緣故，常常會有一些樓上來的聲響，如「彈珠聲」、「拉椅子聲」，他們都習以為常，而這些聲音出現的次數並不頻密，不足以做成騷擾。但我認為，何明聽到的，並不是鋼筋水泥的聲音。他真的感受到困擾。

「十年來都一直是這樣嗎？」

「不，大約六七年前，他們變本加厲、變本加厲。他們買了一個儀器，可以控制我家的電視機，然後利用電視上的人物批評我。比如說，那天我穿了紅色的衣服，電視就會出現一個穿紅色衣服的壞人；又比如說，我想叫外賣，電視就有搶劫犯喬裝外賣員的情節。這很明顯了！不是別有用心地針對我嗎？還有其他原因嗎？」

「怎會知道是樓上那家人控制電視？不會是其他人嗎？」

「不會，不會，不會。」何明一邊說，一邊擺擺手：「我聽到的，我除了聽到他們的聲音，還聽到他們的計劃，他們就是要對付我，錯不了的，錯不了的。」

這時候，我拿出手上的一份資料，就是二〇〇八年何明入住某醫院的精神病房紀錄，根據資料，何明所以會入院，是因為他在屋苑管理室大廳亂呼亂叫，驚動管理員報警。這件事，何明自己知道得很清楚：「對呀，對呀，我記得！既被人跟蹤，樓上又有聲音，我真的很煩躁啊！就是那一天，我忘記哪一天了，總之我是失去了一點點理智，只是一點點理智。那時候，我聽不到樓上有任何聲音，一點聲音都聽不到，我就知道他們出門了，我要趕緊到大廳，攔截他們！我聽到、我聽到他們在電梯裡，當電梯降下來時，我就指著他們大罵！但他們可能知道我在等待，一早不在電梯裡，走了。」他的舉動嚇壞了在大廳等電梯的鄰居，管理員立即報警。警察來了之後，何明把他認為的事實告訴警察，警察覺得他精神有問題，要求立即送何明進精神病院。這一次，醫院診斷出他患有思覺失調症。

何明入院這事，可說是事件的轉捩點，因為他首次確認患了思覺失調症，如果處理得好，何明會得到治療，甚至康復；否則，病情會更不可收拾。據醫院的醫生說，何明已經患有思覺失調症很多年了，但一直沒有治療，於是給他開了藥，讓他自己吃。據何明父母說，何明吃藥後，精神有所好轉，減少了說樓上聲音、被跟蹤等事情。

可是，何明一直不覺得自己有精神病，所以服完藥之後，不願意回診。何明在二〇〇八年七月出院的，應該每兩個月回診一次，但他只回診了兩次，換句話說，二〇〇八年十一月後到犯案的二〇〇九年六月，他已經沒有再看醫生。

我們有一些類似的經驗。曾經有部分病人，在沒有痊癒的情況下忽然停藥，病情會惡化。不幸地，何明就是這個情況。停藥之後，樓上的聲音又再出現了。

「這半年，樓上那家人真越來越過分了！越來越過分了！」何明有一點兒動氣：「之前的日子，沒有聲響了，我想，他們應該去了旅行吧。果然，一回來就吵得像拆樓一樣，聲響比之前更大了！他們還買了一套鼓，鼓啊，樂隊的那些套裝鼓，然後過了晚上十二時，就在瘋狂的打、打、打！我聽到啊，他們說，『要何明不能安睡』，『要何明看到日出』！」

何明忍無可忍了，他決定行動。二〇〇八年十二月，他買了兩罐油漆，跑到樓上，用黑色油漆亂噴一通。可是晚上那一家人仍然在樓上打鼓，他十分憤怒，又拿起另一罐白色油漆，在樓上寫上「擾人清夢」四個大字。「之後，他們收斂了一～～個晚上，我才有個好夢。」何明笑著，搖一搖頭，有一種太平得來不易的感覺。

到了二〇〇九年二月，樓上的聲音在何明耳中依舊澎湃，他也決定行動升級，拿了一張報紙，塞到鄰居門縫中點火，而同樣的事情，在四月和五月，再做了兩遍。「大家萍水相逢，所以也不是想燒死他們，只是想嚇唬他們而已，我要反擊，但主要想他們反思，讓他們感受被騷擾的痛苦。可是，點了三次、三次火後，情況依然沒有改善。我反抗了這麼多次，為什麼還不能阻止他們？為什麼他們還要繼續騷擾我？為什麼他們還要繼續騷擾我？」與其說是憤怒，不如說是不解，不知道用什麼方法解決煩惱。

二〇〇九年六月十二日，樓上打鼓的情況持續到半夜三點，何明因為前一日精神不振，在辦公室犯了錯而被上司責罵了一小時，心情十分惡劣，聽著樓上不停的聲音攻擊，他感到無路可退，忽然不知哪裡來的一股動力讓他起床，拿起一疊舊報紙，一個打火機，跑到樓上，在門縫裡塞滿報紙，然後點火！當他看到現場燒起熊熊烈火時，他知道這次一定能達成目的，今晚，日後，都能夠安睡了，於是轉身離開。

這晚，他還是不能安睡，因為火警響了，他和其他人一起跑到街上。突然，警衛帶著警察到他旁邊，把他拘捕。雖然大廈的走廊沒有監視器，沒有人看見他走上樓，但一直以來他跟「樓上」的恩怨，幾乎全幢大廈都知道，所以他以嫌疑人身分被拘捕。

塗鴉、放火，跟肇事單位同層的鄰居都看在眼裡，也有人向警衛投訴，但一直不了了之，為什麼？而肇事單位究竟住了什麼人？這次放火把單位都燒毀了，有沒有人死亡？

何明一直沒有思考這問題。他一直不知道樓上是什麼人，也沒有按過那戶人的門鈴，沒有見過他們。就一口咬定一定是那戶人騷擾自己，便去塗鴉、縱火。

而事實對何明而言是難以置信的。他直到上法庭時，才從法官口中知道真相：十多年來，何明的樓上，都是沒有人居住的。業主是一個二十年前移民海外的人，在十五年前意外身亡，土地業權也就一直不明不白。所以，何明一直都見不到那一家人，也沒有人對他所做的事有反應。

所以，何明這次被告縱火罪，而不是殺人罪。

可是何明並不相信法官的話，他堅持樓上有一家人十多年來一直騷擾他，直到來到小欖，仍然堅持著。

法醫精神科醫生可以決定刑期？

——跟實習生的問診後會議

「康棋，有什麼發現？」

「先看看思覺失調症的病徵。思覺失調有五個主要病徵，患上其中兩個症狀或以上長達一個月，才能說一個人有思覺失調症，這五個病徵分別是：一、妄想；二、幻覺；三、思考型態障礙；四、嚴重雜亂無章的行為；五、負面症狀，如情緒表達能力減弱或沒有動力。此外，亦會有社會／職業功能障礙，即自疾病開始發生後，有相當高比例的時間在工作人際關係或自我照顧等，有一種或以上的領域功能明顯低於病發前的水準。」

「真的有讀書啊！」我笑說，康棋也笑了。

「何明有幻聽，他聽到樓上的聲音，甚至樓上的人說話、討論。幻聽是幻覺的一種，幻覺的「覺」包括了所有的感官感覺和幻象，如果何明看得見樓上的家人，還能描繪出家人的容貌，就是幻視，他沒有；如果他說樓上的家人曾經打他，還會感到疼痛，就是幻覺（觸覺，即身體的感覺），他也沒有。但肯定的是，他有幻聽。」

「對。」我點點頭，等她繼續說下去。

「他認為受迫害，被人跟蹤，這都是妄想。其實已經有兩個症狀了。但剛才他說話時雜亂無章，也算是一項。此外，他的人際關係出問題，已經足夠證實他患的是思覺失調症了。」

康棋說得很對，何明患了思覺失調症，是毫無疑問的。接下來要考慮的，是判決。普通人犯案，法庭會按犯案程度而宣判不同的刑罰，如謀殺等大案當然是終身監禁；有些例如商業罪案，有一個法律規範的刑期，坐牢一段日子就可以重投社會；也有些小案會判社會服務令[2]。但如果犯人患有精神病，根據《精神健康條例》四十五條，法庭可給予「入院令」，強制犯人到小欖一邊服刑，一邊治療。

「我知道，入院令有分『有限期』和『無限期』，那麼，是由法醫精神科醫生，還是法官去決定刑期？」康棋問。

「我們會向法官建議。」我說：「我們負責判斷該病需要多少時間治療，然後向法官建議判處與治療需時相應的刑期，最後決定權是落在法官身上。比如說，我們認為何明需要一年時間治療，但法官認為兩年才是合適的刑期，那麼就需要依照法官的判決，到小欖監禁兩年。」

最後，這次何明的案件，我們建議的「入院令」時間是兩年。主要原因是，他一直沒有覆診，可見他對自己的病沒多少認知，而因為他一直沒有服藥，精神狀況也比較差，所以需要較長的時間去醫病。這件案件中，何明一直沒有意識到事件的嚴重性——這也是病情的影響，所以我們認為把他送進小欖兩年是恰當的。

最後法官也接納了我們的建議。

若強制回診，是否可阻止案件發生？

何明的案件，雖然說他患了思覺失調症，但他始終要為自己做的事情負責，所以應該去坐牢。實際情況是，因為何明有半年時間需要在小欖住院，跟刑期相抵，原本兩年的坐牢時間，縮短成一年半。

小欖是精神病人的監獄，是在於其與監獄一樣由懲教署管轄，病人失去自由，但畢竟它仍然是一所醫院，犯人所受的是病人的待遇，比如他不用工作（一般犯人要負責如除草、替圖書館製作精裝書等工作），這在實際上是否算是減了刑？與其他犯了同類案件的病人比較，是否不公平？

可是，何明的精神狀態非常差，他一直覺得所有樓上發出的聲音都是真的，也真的認為有人在跟蹤他。我們不可能放著他以這樣的精神狀態去坐普通的監牢。

這次案件之後我一直在思考這些問題。另一方面，何明之所以患病，其實社會也有一定的責任。例如他確診思覺失調後沒有回診，醫院為什麼沒有主動跟進他的情況？如果主動跟進，何明繼續服藥，他的病況會否變得不那麼糟糕？我覺得這些問題，都值得我們繼續思考和討論。

❶即台灣的社會住宅。

❷依據香港法例第三百七十八章《社會服務令條例》規定，若違法者年滿十四歲，並被裁定觸犯可判監禁的罪行，法庭可考慮判處社會服務令。與台灣的社會勞動有些相似之處，但細節仍以實際法條規定為準。

Dr. Ho
專欄

◆**思覺失調症（Schizophrenia）**

內文談到思覺失調症的幻覺中，有幻視、幻聽、幻覺（觸覺）。還有些較少見的，如幻嗅，病者常常會嗅到臭味，比如覺得自己身上發出屍臭或其他惡臭的味道，也有病人常常會嗅到香味。更罕見的就是味覺上的幻覺，比如一些人無論吃什麼味道的東西都只感覺到苦味。

至於思覺失調症的成因，至今尚未完全明確。但普遍有幾個可能性是有影響的，一是遺傳基因，直系親屬中若有成員曾患思覺失調症，患病的風險會比一般人高十倍。第二是腦部組織及結構，思覺失調症的患者，其腦部組織及結構與一般人不同。第三是濫用藥物的後遺。第四是極大壓力和打擊下的結果。

Case 4

無限期的入院令？——自閉童弒母案

案例檔案

- 病例：自閉症。
- 姓名：熊小光。
- 年齡：二十二歲。
- 控罪：謀殺，後改判誤殺。
- 現況：於小欖服無期徒刑。

熊小光的案件已經是多年前的事了。

二〇〇五年八月，他殺死了跟他同住的母親。他一直有自閉症，案發前後都一直發病，根據「減責神志失常」，謀殺罪改判誤殺罪，在小欖服無期徒刑。

根據《精神健康條例》第 59A 條，被羈留在精神病院和懲教署精神病治療中心的病人，在羈留期的首十二個月內，可親自或由其親屬，向精神健康覆核審裁處（Mental Health Review Tribunal，MHRT）提出離院或轉院申請；病人或家屬每一年都可以提出申請；但縱使他們沒有主動申請，醫院也會每兩年自動向審裁處申請覆核。

於是，熊小光的父親熊大力，四年來一直為兒子奔走著。每一次的評核，是他生存的動力。

當我處理熊小光的覆核申請時，碰到熊大力，不期然想起四年前第一次跟他見面的情況。

若對孩子多點關懷，就能找到發病線索

——與熊大力見面

初見熊大力時，我想起成語「名不副實」。他身形消瘦，絕不大力，加上家庭遭逢巨變，讓他更形憔悴。

一番問好之後，我讓他說他的故事。

「我跟若華結婚後不久，她就患了憂鬱症。」案中死者湯若華，四十五歲，是熊小光的生母，也是熊大力的妻子。

「我讓她看精神科醫生，但她的病情反覆。發病的原因……是因為她娘家的問題……這個可以不說嗎？應該關係不大。」我點頭，請他繼續。

「結婚不久就生下小光了。由於若華患了病，大部分時間都出入醫院，所以只有我一個人照顧小光。大約小光七歲吧，若華的病才稍微受到控制，可以在家中服藥治理。所以，小光七歲之前，我一個人要工作照顧他和若華。」熊大力苦笑，像陷入回憶。

「有關小光的成長，他發育上、體格上沒什麼問題，但在成長、行動、語言、肌肉協調等方面，都比同齡孩子遲緩。」熊大力吸一口氣，在想想例子：「他兩歲才學會爬行，三歲才會說單字，四歲才會算加法，六歲仍然沒法說出完整句子……不過，他的成績算中等，沒留級過。但跟同學關係疏離，不會主動跟同學玩耍，同學也不會主動理睬他。嗯……他害怕人家的目光，不敢跟人對望，讓人覺得很畏縮。嗯……對了，他好靜，小時候喜歡看字典，哈哈，多怪的嗜好，他還會讀報紙，但常常反過來讀，我有跟他說，他只是笑笑。」

其實，這都是自閉症的症狀。熊大力有帶他去見心理專家，這方面在之後會再談到。

「生活上，算是一個不錯的男孩，不菸不酒。有沒有接觸過精神科？應該沒有。你們有沒有紀錄？如果沒有，就是沒有了。他脾氣很小的，很和善的一個人，我也不知道為什麼會發生這樣的事……」熊大力說著，頓了一頓，他一直掩藏著自己的激動，嘗試平靜心緒，說下去：「小光跟我們關係不錯的，真的。他知道母親有病，也曾說過要照顧她。不過這幾年若華都沒有病發。」

熊大力因為公司要往大陸發展，最近三年經常穿梭往來廈門和香港兩地。案發當日，恰巧他在廈門。

「最後一次跟若華見面，是三……不，四日前，案發四日前，對，小光也在，我們在家吃晚飯。很普通的一頓飯，閒話家常而已。若華沒有什麼不尋常，更不要說她有沒有病發了，小光就……小光……」熊大力想了又想，似乎想羅織一下思緒，我讓他自己去想。

「是了。」大約一分鐘後，他再開口說：「今年年初，我已經覺得小光有點奇怪。他買很多東西回來吃，薄餅、洋芋片、義大利麵，等等，但都只是吃了一兩口，便全部倒進垃圾筒裡。又有一次，他煮了很大的一鍋紅豆湯，喝了一碗，也分給我們喝了一碗，然後就全部倒掉。之後，他曾經把那個電視遙控器大大力的砸在地上，我問他為什麼要這樣做，他又答不上來，跑回房裡。」

熊大力給我看一些照片，相信是在屋苑的後樓梯拍攝的，有許多吃剩的食物。他說：「這是今年五月，警衛跟我說的，說他巡樓時見到小光坐在樓梯口吃東西，轉個頭人就不見了，但食物還在。妳看，全都只吃了一口，有蘋果、雞蛋仔、麥當勞……。警衛還說，曾見到小光一個人自言自語，請我有空帶他去看看精神科。我當然沒放在心上，想不到……」熊大力抱著頭，一臉自責。

其實，這種重複的刻板動作，是自閉症常見的行為。我們叫做「刻板重複動作」。意思是他喜歡某一類東西，在一段時間內會非常非常喜歡。但可能吃不了那麼多，不知如何是好，就會出現這種行為。

評估案情，需集結多方資料

我們在看病時，不能只聽病人的說法。處理熊小光的案件時，我也看了

刻板動作（Stereotyped movements, SM）

出現在如自閉症、智能障礙等部分身心障礙兒童身上的常見重複、高頻率或強烈的一種動作。

他的病歷，和幾份心理專家和職業治療師傳送給我的報告，共三份，分別是一九八六年熊小光三歲和一九九八年他十五歲時的兩份心理專家報告，以及二〇〇四年，即案發前大半年的一份來自職業治療師的報告。

一九八六年，熊小光三歲，因為父親發現成長遲緩，如前所說，兩歲才學會爬行，三歲才會說單字，所以帶他去看醫生，醫生發現他患上自閉症，而且IQ較低，所以他不懂與人溝通、欠缺集中力，再加上頑固和偏執的性格，導致發展遲緩。於是，醫生轉介熊小光去看心理專家，發現他的IQ只有五十。

然後，在熊小光讀中學的時候，他開始被人欺凌，所以一九九八年再次見心理學家，就有第二份心理專家報告。那時候，他十五歲，IQ得分比小時候好，大概七十九至九十，當然還是低於平均水平。他的非語言表達能力比語言表達能力好，那時心理學家指出他不懂得怎樣表達自己的情緒和社交需要，但他一直以來都沒有失落和有壓力等情況，父親也認為他不會因為無法表達自己而煩躁或發脾氣。

至於二〇〇四年那位職業治療師，他在報告上說，一年前已經發現熊小光有自言自語的情況，但認為這個狀況並沒有很大問題。他們在評估時，熊小光也一直否認自言自語是因為出現幻聽的情況，也否認自己有一些思覺失調的症狀。

我並不否定職業治療師的專業，但在一年前已經發現有問題，是否有考慮到問題會越來越嚴重？

病人意識不到「殺人」的意義

——問診熊小光

跟熊小光見了三次面。第一次是在二〇〇五年十月，是在跟熊大力見面之前。了解了他的背景，大致跟熊大力所說的差不多，只是較為辭不達意，有點不願說話，一句起兩句止，沒多少補充。唯一熊大力沒有提到的，是熊小光的工作情況。他高二畢業之後，考了機車駕照，在披薩店當披薩外送員，雖然每天都要見陌生臉孔，但機械式的送餐工作，沒多餘的應酬說話，反而讓他感到舒適。由於工作勤奮，上司同事對他的觀感都不錯，即使大家並不深交。至於案情，他大致也交代了，思維是清晰的。

第二次見面已經相隔了八個月，在二〇〇六年六月。這八個月間，他一直待在小欖，根據職員透露，他非常乖巧平靜，沒有犯任何事，也不需要吃任何藥。雖然他不會主動跟其他人溝通，但他的情緒和所有狀態都是正常的。二〇〇六年一月的時候，小欖心理專家再為他測試IQ，這次的結果是七十七，屬於正常分界線之上。

第二次見面時，我再問他有關案發的情況，他的說法跟之前完全一模一樣。而且，他說：「是媽媽發狂，逼我殺她的。完全沒有後悔，不會不高興，媽媽咎由自取。」

她的媽媽湯若華，如前所述，是一個憂鬱症患者。當日湯若華的屍體被發現時，現場四周都是血，因為她身上被捅了十多刀，刀傷深淺不同，經過法醫驗屍結果，熊小光用了三種不同的刀，還有螺絲刀，一共在她身上捅了十九刀，而所有兇器在湯若華被發現時，都仍然留在屋裡。

整件案件發生時，只有熊小光跟他媽媽在一起，沒有第三者清楚事發的來龍去脈，我們也只能聽熊小光的說法去了解這宗案件。在這裡我想強調一點，我是一個醫生，不是警察，我的目的是判斷熊小光是否患病，而不是去查出案件的真相。當然，判斷熊小光有沒有說謊，也是判斷他是否患病的其中一部分。

第三次見面，是在二〇〇六年九月，他第三次談及案發經過，細節跟之前說的都一模一樣。

「我知道媽媽有精神病，但在案發的時候，她的精神狀況還算不錯。當天是八點〇三分，我們都在客廳看電視，我看到她一直自言自語，我沒有理會她，她不時這樣。突然，她把我的袋子扔出窗外！這可跟我有關係了，我注意了她一下，只見她仍然一直在自言自語，我不知道媽媽在說什麼，只知道她很煩。」

「當時，就在八點〇七分，時鐘剛剛跳到〇八分，我看到的，我問她：『她是不是瘋掉了？』但她並沒有回答我。於是我想打電話給爸爸，但我一拿起電話，媽媽便走過來，拿起剪刀，把電話線剪斷。之後，她生氣地走入廚房，拿了一把菜刀，向我的大姆指砍了一下。」熊小光說著，伸出左手，指著傷口的位置，刀傷已經痊癒，其實看不出什麼。他續說：「於是，我要報仇。」

傷口算是證據，證明熊小光的說話屬實。可是，也只是他一面之辭，我如何能判斷這個傷口是如他說是媽媽主動砍的，還是只是媽媽反抗時不小心造成的？但真相不是我們法醫精神科醫生需要聚焦的，我看到的是，三次問診，他在描述整個過程時，真的能很清楚地說出每一件事發生的時間，甚至能精準到分鐘和秒去計算——自閉症的人，對時間非常敏感。我記下這一點，這是確認他犯案的時候患了病的一個證據。

「媽媽砍我的時間是八點十一分，之後我就考慮報仇。需要報仇的原因有三個；一是媽媽扔掉了我的袋子，二是她一直自言自語很煩，三是因為她無故砍傷了我。這實在忍無可忍，必須要報仇！」熊小光說時，仍然握緊著拳頭。

熊小光說，到了八點二十分，他決定行動了。當時湯若華在廚房燒菜，他衝進廚房，拿起方才湯若華用來砍他的菜刀，砍在她的後頸上！「我砍了她七刀，她在最初三刀還有反抗，但到了第四刀就倒在地上了。砍完之後，我拿起地上的折疊椅，不斷地打她、打她、打她。我看見媽媽的頭部有很多的血，但她還在動，還沒死。於是再拿起菜刀，在她身上再多砍了四刀，但她還在動！我一定得殺死她，令她一動不動，於是便在廚房找，我找到水果刀，又在她的肚子刺了十刀，媽媽終於不再動了。」

之後，熊小光看到廚房遍地鮮血，覺得很骯髒，便到廁所盛了一桶水，清潔廚房的地面，洗了十五分鐘左右。在這個過程中，他沒有動過媽媽的屍體。然後他便拿起所有兇器，拿到廁所那兒清洗。期間，他大吵大鬧，驚動了鄰居報警，警察在九點半左右拍門，他知道只要警察走進來，自己便會因為殺人被捕，因此躲起來不作聲。誰知十五分鐘後，警察再回來撞門，最後他被警察抓住了。

在警察的供詞中，熊小光清楚說知道自己殺了媽媽，也知道所有事情發生的經過，也知道自己想殺死媽媽，也不覺得自己有錯。而他當時沒有喝酒，神智清醒。

病症讓他沒有同理心，只能判無限期入院令

熊小光這個人，IQ較常人低，理解能力也低，當面對突發或有困難的情況時，他無法像常人一樣做出正確的判斷；他因患了自閉症，沒有同理心，不了解別人的喜怒哀樂，所以無法好好與人溝通，亦難以理解一些概念，例如他只能明白黑白，不能理解什麼是灰色，所以思想很頑固。這樣也解釋了為什麼他一直都不認為，殺了媽媽是錯的。

由於是謀殺罪，又因為「減責神志失常」，會變成誤殺，到小欖治療、

橫在我們面前的問題是，要判刑幾年。

我多次跟熊小光聊事發經過，他也會說完全一模一樣的話。他對這件事完全沒有悔意，也不會因此而不高興，因為他覺得是他媽媽咎由自取的。他也說自己不會在小欖犯一樣的罪行，因為那兒並沒有人逼迫他，也沒有人欺負他。

由於自閉症是無法醫治的，所以也無法為他做什麼。可是如果就這樣釋放他，我們又很擔心他的情況。因為我們也不能肯定讓他出去後，如果他再受刺激，會不會再次殺人。因此我們建議他無限期住在小欖。

最後，法庭接納了我的報告。二〇〇七年四月，他被判「無限期入院令」，需要終身居住在小欖。

不過，「無限期入院令」也不是沒有離開的機會。

院內治療不只是服刑，更是病人康復的機會

在小欖服「無限期入院令」的病人，每年都有一次離院或轉院機會，這是因為在小欖的治療，有機會讓他完全康復。

在小欖，熊小光一直的表現都很乖巧，很快就不需要服藥了，所以在二○○八年六月時，小欖的醫護人員已經讓他接受職業治療。他開始負責一些清潔的工作。

而我們從這宗案件中，看出熊小光的內省能力實在太差了，因此也請了一位心理專家來幫助他。希望能改善他的理解能力。但心理專家認為，這些能力很難改善。因為當他向熊小光說明一些「可能」的後果時，他完全沒有辦法理解，而且熊小光的表達能力也很差，無法說明自己的感覺，只是一再強調，自己不會再傷害別人，但當醫生問他，假如他日後再被別人惹怒時他會怎麼做，他又答不出來。他也答不出如果事件再次發生，他會嘗試用什麼

其他方法解決。

熊小光明白暴力是不對的，也明白使用暴力的結果是不好的；但他只能理解對自己的壞影響，無法意識到暴力的問題是自己傷害了別人，導致媽媽死了。這是自閉症的症狀。

心理專家想教他一些處理憤怒的技巧，讓他以後能夠有效地處理自己的情緒。但是心理專家也認為即使教會了他，他也無法理解技巧背後的原因，日後也不懂得用這些方法來使自己冷靜。

果然，後來當心理專家問熊小光可以怎麼解決自己的憤怒時，他都能夠回答；但當要他練習實際做法時，卻沒有辦法照著做。

已經過了兩年，熊小光仍然沒有意識到自己殺了媽媽的問題，所以當熊大力申請想他轉院時，我們當然不會答應。

兩年後，熊大力再為兒子申請覆核。

入院後，需經多方專家判斷才能轉院或離院

這一天，熊小光會進行一場聆訊。關乎他能否離院或轉院的聆訊。

聆訊十時三十分開始，熊小光跟我到達了會議室，坐在我對面的有四人，他們就是此次判定熊小光能否離院或轉院的關鍵人物。主席是一名法官。由他委任的三位成員中，一位是外面找來的精神科醫生，一位是社會工作者，一位是非醫務或社會工作者的其他成員。其中精神科醫生在會議前要跟熊小光單獨見面，就是用他的專業判斷他的康復情況，以及他覺得應該如何處理——這是對病人的一個保障，由一個不熟悉病人的醫生，做一個跟主治醫生，即是我，的對照參考。

會議先向病人熊小光問話，然後向主治醫生的我問話，之後他們四人就關起門來討論。

決定是由這四個人做的。他們有法律和醫學的專業，也有作為普通社會

人士的客觀意見，做出的結果，在制度上是最接近公道的。

他們的判決結果有幾個情況：第一種就是出院，離開小欖，回歸社會。但畢竟曾經犯下嚴重罪案，大部分情況都是「有條件釋放」，根據《精神健康條例》42B「有暴力傾向病人的有條件釋放」，院長可要求獲有條件釋放的病人遵守下述事項：一、居住在院長所指明的地方；二、到院長所指明的醫院的門診部或所指明的診療所；三、服用醫生所處方的藥物；四、受社會福利署署長監管。

第二個情況是，可以離開小欖，但要入住青山醫院。小欖是高度設防院所，是監獄級的醫院。青山醫院的設防跟普通醫院相當，這表示病人不需要如此高設防，但仍然要繼續醫病，他仍然是在接受入院令的情況下來青山，待遇跟在小欖一樣，包括必須服藥接受治療，而每年都可以作出離院申請。

第三個情況是，繼續留院，這亦是最普遍的情況，能夠出院的，少之又少。畢竟在小欖的都是非常嚴重的精神病人。

最後，不出所料，審裁處認為熊小光仍然需要繼續治療。

我看見熊大力失望的樣子，拍拍他的肩膀，說：「他已經進步很多了，兩年後，希望有機會。」

熊大力拭一拭眼淚，說：「謝謝妳！」

社會責任與個人權利之間，如何完全公平？

經過這件事後，我一直在想：一個這麼年輕的男生，只是犯過一次罪，之後便完全沒有暴力行為的情況下，我們要怎麼判斷他要是出院了，還會不會再有暴力的行為？他的IQ這麼低，讓他有那麼多事情無法理解，那怎樣才算是對他和對別人安全？如果只要別人安全，就得讓他一直在裡面坐牢。可是他的精神真的有問題，所以才會做這些事，但這個病又沒有辦法醫治。那應該怎麼辦呢？

我醫治了他這麼多年，其實他除了殺媽媽那宗案件之外，真的完全沒有暴力的行為。可是所有人聽到這宗案件，都會擔心我們怎麼能知道，他在什麼情況下會再有暴力行為呢？我們不可能找人去測試，去惹怒他，可要是他再爆發，可能又會再置人於死地，而且還對殺人的事毫無悔意。

一般的誤殺只需要服數年的刑期，所以把熊小光關一輩子，對他是不公平的。但他對社會的確是一個不確定因素。

在社會責任與個人權利之間，要做到完全公平，真的很難；唯有取捨，卻有人犧牲，這是很無奈的事。

◆自閉症的臨床評估

根據美國精神科診斷標準（DSM-V），自閉症的臨床評估有兩點：

一、社交溝通與互動的障礙

- 較少分享情緒或表情，無法正常進行有來有往的對話。
- 各種溝通，無論使用語言，還是其他如眼神接觸及肢體語言，都感到困難。
- 結交朋友出現困難，不懂發展和維繫人際關係；對身邊的人缺乏興趣。

二、喜歡重複的行為、興趣、活動

- 無論說話及行為，都是刻版的和喜歡重複。例如喜歡排列物件，喜歡模仿別人說話。
- 無論語言或行為，都過度堅持常規、儀式化，極度抗拒改變。

・只有非常局限及固定的興趣，但會極度專注。
・對於感官刺激的輸入或反應過度，或反應不足，對環境中的感官刺激有異常的興趣。

三、症狀必須在童年早期出現，但可能不會完全顯現，直到環境對社交的要求，超出了他有限的能力。

四、症狀造成日常生活功能的缺損。

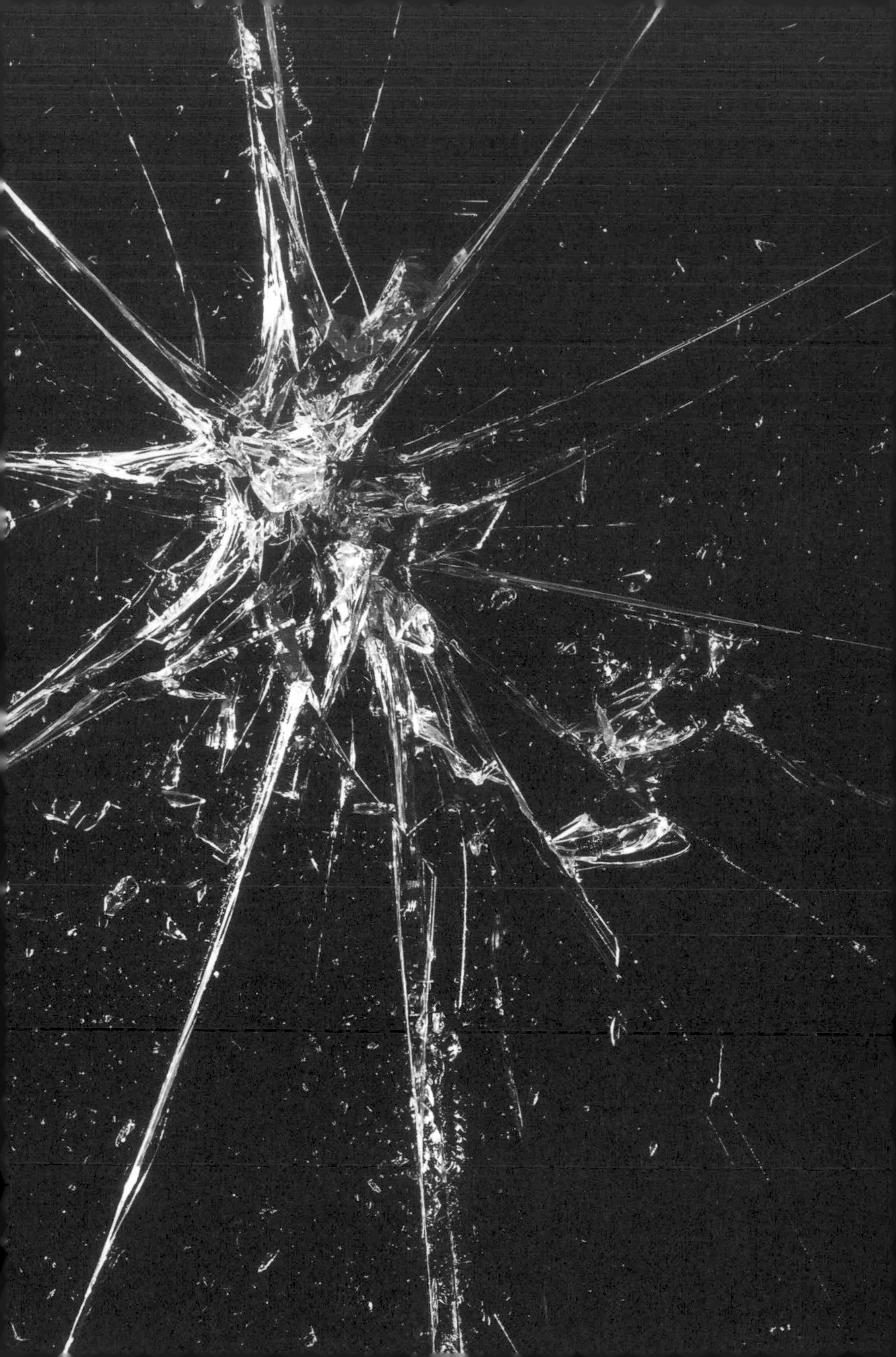

Part 2

精神失常，不是原罪

——聽見精神病患的告白

Case 5

小心都市隱形病人！——妄想高空擲物狂

案例檔案

- ◆病例：妄想症。
- ◆姓名：方迅（男性）。
- ◆年齡：五十三歲。
- ◆控罪：高空擲物。
- ◆現況：小欖等候精神健康報告。

常常看到新聞，如果要在市區興建一間精神病患者的康復中心，必定引來街坊的反對。他們不想身邊有這樣的人出現，希望自己居住的地方安寧和平靜。這樣的想法是人之常情。的確，有部分精神病患者，其行為會騷擾別人，甚至有暴力行為。但有沒有想過，正因為他們沒有接受適當治療，才會更容易病發？

以下的個案，正是一個精神病人，一直沒有得到治療，住在自己的家，騷擾著左鄰右里。

心神不安的病患

病人名叫方迅，五十三歲，是一位小巴司機。他來到小欖之後，很快就成了「名人」。他第一天來到，就對監視他的監視器大吵大叫，要我們關掉它。吃飯的時候又左右張望，忽然又說盤子的底部有竊聽器。他常常躲避其他人的目光，有次護士要跟他溝通，他突然就說：「你看過那段影片又怎樣？」嚇了護士一跳。

那段影片，是怎麼回事？我看一看檔案，恍然大悟。

方迅被控高空擲物。在香港，高空擲物是很嚴重的罪，無論你擲的是什麼，會否傷害人，有意還是無意，警方都會先控告。根據香港法例第二百二十八章《簡易程序治罪條例》4B（一）條「自建築物掉下的物體」，如有人自建築物掉下任何東西，或容許任何東西自建築物墜下，以致對在公眾地方之內或附近的人造成危險或損傷者，則掉下該東西或容許該東西墜下的人，即屬犯罪，可處罰款一萬元及監禁六個月。[1]

方迅在高空擲了什麼？我們先賣關子。

家庭因素導致生病嗎？

跟方迅見面，是在他來到小欖一星期之後。

方迅是一個容貌比想像中年老的人，蒼老得彷彿有七十歲了。他身高一百八，身形瘦削，顴骨突出顯得雙目深陷了下去。護士說，他常嘮叨小欖的衣服是咖啡色的，而他喜歡穿黑衣。

我請他說說背景，大概跟資料差不多。方迅小時候住公共屋邨[2]。家境不算好，但母親生了三個小孩，他排行第三，有兩個姊姊。父親在他三歲的那年，因為另結新歡而離開這個家，他跟兩位姊姊就在母親的照顧下成長。由於母親教育程度很低，又要努力上班賺錢，所以一直不太理會他的學業成績，所以三姊弟的學業成績都一般，尤其方迅，每天總是到處去玩，國一還曾留級過。

他高二會考[3]成績不好，只好出來社會工作。可是，他沒有什麼技能，又不專心學習，很多工作都過不了試用期。而且他有一個致命的缺點——可能因為父親背叛母親的關係，他是一個疑心很重的人，人際關係很差，也很難在職場立足。後來母親提議他考駕駛執照，成為小巴司機，這份工作面對路面就可以了，所以一做二十多年，算是找到兩餐溫飽。

可能因為性格關係，他從沒跟女孩子交往過，一直過著單身的生活。隨著時間飛逝，母親去世，兩位姊姊嫁人去，逐一搬出這間屋子，最後剩下方迅一個人住在這裡。

他跟兩個姊姊少有來往。他對姊姊的描述很少，我後來聯絡到兩位姊姊，才知道原因。原來是他疑心病太重，常以為追求兩個姊姊的人都有不軌企圖，即使姊姊們都結婚了，他對兩位姊夫都充滿敵意，兩個姊姊都覺得他不可理喻，反正父母留下的公共屋邨可以給他安居，小巴司機的工作也讓他能夠自力更生，於是決定斷絕來往。

他沒有犯罪紀錄，也沒吸菸飲酒的習慣，沒有精神病史，身體也一直不錯。但案件發生在二〇〇八年，在那之前他曾經患過肝硬化，相信這是一切的起點。

男性，比女性更難開口求助

「醫生說，我會因這個病而死。」方迅說：「我小時候曾經患過了B型肝炎，B型肝炎會慢慢演變成肝硬化、甚至肝癌。」他原本有認真去醫治B型肝炎這回事，但二〇〇三年開始，因為SARS，經濟很差，他不願花錢醫治，也覺得醫生在騙他的錢，寧願多上班駕駛小巴賺錢，於是肝病自然越來越嚴重。二〇〇五年左右，他常感到噁心和暈眩，有一次發燒，他終於去看醫生，證實患了肝硬化。可是，病情一直膠著，此後他一直被肝炎、肝硬化的問題而困擾。

在這裡必須說，有病一定要及早醫治，即使只是感冒。

他雖然一直治療，但同時因為這個病而情緒非常低落，常常茶飯不思，不能安睡，更想過輕生。「我不知什麼原因，或許是懊惱為什麼當初沒有繼續醫治B型肝炎，導致病情嚴重？我也明白好好吃藥就好了，但就是每天都覺得不是滋味，沒有胃口，又睡不著覺，很辛苦，有幾個晚上，我在想不如從窗邊跳下去算了。」

可是，他不是還有姊姊嗎？為什麼不找家人幫忙？

「他們知道我有肝病。什麼？情緒上？當然不會說。我是一個男子漢啊，怎會告訴女人自己痛苦，太軟弱了。」很明顯，他不知道如何面對這個病，雖然他不認為是病。如何面對負面情緒，是我們都必須認識的課題。而把自己的感受告訴別人，是一個疏導情緒的方法，豈有男女之分？

因為鑽牛角尖，方迅原本只患肝病，後來出現了憂鬱症的症狀。他仍然沒有理會，就演變成更大的問題。

未被接納的情緒，成為導火線

二〇〇六年，他突然覺得鄰居們非常想要他搬走，但問他有什麼原因，他卻說不知道。「每天早上見到他們，都會感到他們嫌棄和不友善的目光。在走廊上見到如是，在電梯裡見到亦如是。甚至管理員，早上跟他打招呼，他回應的那句『早安』，都非常不友善，要把我趕走似的。」

我感覺到，他性格上的疑心，也助長了他的病。最初鄰居們只是想要他離開，但方迅「發現」，他們後來有行動了。「他們開始走進我的房子，動我房子的東西。原本放在茶几的雜誌，我上班回來之後被放到床上去了；水杯原本我早上喝完之後放在飯桌，回來後就被送到廚房。」可是為什麼鄰居能夠進入他的房子？「鑰匙在管理員手上。他手上都有每個住戶的備份鑰匙，一定是想要我搬走的鄰居，跟管理員合謀進入我的房子搗亂！」香港的管理員當然沒有這個權力，後來再細問之下，原來方迅這概念來自日本的偵探劇集——劇集裡的管理員，總是能夠拿著備份鑰匙，氣沖沖的跑到偵探面前，把嫌疑犯／受害人的家門打開。

「還有，半夜常常有人按我家的門鈴，我跑去開門的時候，他們都走了。」幾乎每晚都有這個情況，甚至有時候一個晚上發生多次，令方迅不勝其煩。後來他嘗試向管理處投訴，但管理處說沒有其他住客按過他的門鈴。他覺得管理員也是同伙，所以報警，但警察也翻看了監視器，也說沒有在他說的時間點看到可疑人物按他的門鈴。

「一定是警察跟管理員和鄰居合起來騙我，我看到警察的樣子，就知道他不喜歡我。」方迅用疑心去解釋一切。雖然有如此困擾，但他也沒有跟兩位姊姊說，一個人默默的在煩惱著。

二〇〇八年，又發生了一件事。「原來我家中有監視器！」方迅說得煞有介事。「我終於明白為什麼他們如此討厭我了！他們看了電視！他們看了電視！」方迅說的時候非常激動，從他的臉上看到一點惱羞成怒。他支支吾吾了一會，才說出究竟電視播放了什麼。

「有一次，我在大廳上自瀆，被那個監視器拍下來了！」方迅鼓起了很大的勇氣，說出這句話。說完之後，他喘氣了很久，才續道：「管理員看到了，鄰居看到了，所以他們討厭我，想我搬走！後來他們知我不會搬走了，就恥笑我，每次在走廊見到我，在電梯見到我，都竊竊偷笑，還有那個管理員，我每天早上跟他打招呼，他都扯高聲線的回應『早安』，那分明就在恥笑我的存在！」

很明顯，這是妄想的症狀。無論是懷疑鄰居想把他趕走、覺得鄰居採取行動騷擾他，還是他以為有鏡頭在偷拍他並向住戶播放，都來自他腦海的妄想。可能是來自他因為害怕肝病的長期憂鬱，也來自童年經歷而出現的疑心病性格所引發的。

自我封閉與人際疏離，造就都市中的隱形病人

「幾個月之後，我發覺不單鄰居和管理員，只要我走在街上，人們都會對我露出恥笑的表情。甚至我工作的時候，我的乘客，他們說『街口下車』的時候，男的都語帶輕佻，女的則一臉厭惡，我在後照鏡都看得清清楚楚。我肯定，他們都看過我自瀆的影片！」一方迅越說越激動。後來他終於找到答案了，原來他發現，電視台的娛樂資訊節目《都市追擊》有播放這條自瀆的視頻！所以，全香港市民都看過這段影片，只要見到他，就會不斷恥笑他。

「我也不知道電視台為什麼能夠拿到我的影片，總之，他們就在每天的《都市追擊》不斷重播！那麼，全香港都知道這件事！我還有何立足之

地！」其實，我再三追問之下，他還是承認，他從來沒有親眼在電視上看到那段影片。但他堅持發生過這件事情。

不用向電視台求證，也知道這不是真的。

接下來的日子，他繼續被鄰居「騷擾」，每天都有人走進他的房子，動他的物品；每晚都有人來按門鈴。但自從警察說沒有找到證據後，他沒有再去報警了。他仍堅持，是警察、管理員和鄰居合謀騷擾他。漸漸地，他的心情變得非常煩躁，比起發現自己有肝病時，更低落。

為了不讓其他人再打擾他的生活，他買了封箱膠帶，用厚厚的報紙把家中的每一個窗都封起來。他的房子變得非常黑暗，就算在白天也沒有光能透進來。他認為這樣做，其他人就不能再監視他的生活和錄影他了。

很明顯，他的妄想症已經到了很嚴重的地步。可是，他的生活幾乎都是一個人。他兩個姊姊跟他沒有來往，他的工作是駕駛小巴，都是獨來獨往的，每天接觸的乘客，根本是陌生人。他有病，沒人傾訴，也沒人發現，導致更可怕的事件發生：高空擲物。

犯行，是為了獲得關注

對於自己的自瀆影片竟然在電視節目上播出，方迅越來越憤怒了，他開始想復仇。

「我太生氣了！尤其是大廈管理員，還有他的高層，我不知是什麼人。那段影片，如此私人的影片，在這個私人地方，誰能夠拍攝得到？誰會把這樣的影片賣給電視台？只有管理處，就是管理處，一定是他們搞的鬼！我要報仇！」

方迅開始詳細談到報仇的心路歷程：「我原本想殺了管理員，但殺人是犯法的，我雖然受到傷害，但我不想傷害人；我更不想惹上官司或是非，不值得嘛。況且，整個事件，錯的不只是管理員，還有管理處的高層，坐在冷氣房的高層，但他們是誰我又不知道，如何報仇？有一天，我突然想到，管理處要處理的，不就是清潔嗎？要讓他們煩惱，弄髒這個地方就可以了。只要地方骯髒了，其他人就會去投訴，他們就會忙得一頭煙！妳說，這是不是很有用的招數？」方迅說到這裡時沾沾自喜的望著我，我當然不置可否，然後他繼續說：「於是，我把自己拉的糞便丟到街上去！」

方迅住在公共屋邨的三樓，香港舊式公共屋邨都有個洗手間在露台外邊，站在露台向下望，是一個空地小公園，是住戶出入的必經之地。方迅把自己每天的糞便用塑膠袋包好，然後趁半夜四下無人的時候，從露台向下一拋，他認為翌日就會有人發現，會搞出事來。「可是，我發現清潔工人一早就把污物清理好了，鄰居上班的時候，糞便都被清理掉了。於是我決定改善我的策略……」他把糞便分為三包，在早午晚分別擲到不同的位置，他儘量選擇沒有人的時候擲下去。

可是，他好像感覺不到糞便所引起的混亂。「明明地上多了糞便，但路過的人只是看一看就走開了。他們對於公園變得骯髒不反感嗎？」最重要的是，管理處沒有接到其他住客投訴，仍然有空繼續騷擾他，仍然在半夜拍他家的門。

「我決定讓行動升級，這樣子只能升級了，對嗎？」方迅攤一攤手，說：「我要讓大家都注意到糞便，我要大家都看到糞便從天而降！」他也害怕被人知道是他丟的，但他覺得只要躲起來再拋出去就可，於是他每天同樣是早午晚，見到有人出入，就把糞便拋出去。

終於，他如願以償，有人發現有人高空擲物而報警。但失算的是，沒有人投訴管理處，因為警方很快就鎖定了他，據說根據糞便所在的位置，推斷出是從哪個房子掉下來的。鄰居的資訊也有幫助，因為問到大樓是否有怪人時，幾乎人人都想起他。

很快，警察就向方迅家拍門，這次方迅從門孔上終於看到人了。

上到法庭，因為他的語無論次，所以到了小欖。

高空擲物，即使那只是糞便，不會令人致傷或致死，但也是刑事罪行。方迅如果跑到街上丟糞便，反而不會弄得如斯田地。但禍福難料，沒有這個機會，或許他一生都不會看精神科。

法令給予病人接受治療的契機

方迅後來被判入院令三個月，即是被送來小欖醫治。他剛進醫院時，死活不願意吃藥。但因為入院令賦予我們的權利，我們可以強迫他服藥。怎樣強迫？他所患的妄想症，藥物正好有針劑，所以我們可以替他打針來強迫他服藥。假如患者所患的是憂鬱症之類，就未必有針劑藥物可以使用，我們就要用其他方法。

方迅經過兩個月打針治療後，情況已經好轉，也表達了他願意轉服口服藥物。這是很好的訊號，因為證明了他意識到自己有病。但我們仍然害怕他不會按時吃藥，所以還是讓他定期回醫院回診打針。這樣一來，假如他沒有到醫院回診，我們便知道他沒有準時用藥。

其實針藥這種東西，主要是給思覺失調症狀較重的病人的。這些針藥的效果較長，可以維持到兩至四星期。打針後，病人不需要再服其他藥物。這種針劑，我們多數會處方給一些我們認為不會定時服藥的病人用。這樣便可以防止他們私下停藥，也可以跟進他們使用藥物的情況。假如他們沒有按時出現，我們也可以讓護士打電話找他們回去回診。

這些針劑也對我們控制病人的病情有好處。畢竟有不少病人也會出現忘了服藥、不肯服藥的情況。這種情況下，香港其實有社康護士[4]會跟進病人的情況，他們會在社區與病人建立較緊密的關係，也會知道病人回診和服藥的情況。這些護士一般會跟進醫生認為較高風險、有暴力傾向的病人。

口服藥和針劑兩種藥物都有治療效果，只不過針藥對某些人會出現較多的副作用。而且，針藥的選擇，一定較口服藥來得少。

孤獨的隱形病人，真正需要的是關懷

回說這一章的主題，方迅是典型的「隱形病人」。這些隱形患者可能病情很嚴重，但因為沒有人知道他患病，他自己也沒有求醫，所以會隱藏在社區之中。

比起一間給人治療的精神病康復中心，我們不是更加應該找出存在社區的隱形病人嗎？

大多數的精神病患者，只要你沒有接觸到他病發的一面，其實他可以在社區中正常地生活。只是他一發作，就會變得很奇怪。再以方迅為例，他的妄想症即使這麼嚴重，但在患病的那大半年時間中，其實他還能正常上班駕駛小巴。早期因為他覺得小巴的客人沒有用奇異的眼光看他，所以沒有在工作時發病；後期他的病症愈來愈嚴重，也懷疑客人看到他的自瀆影片，但他並不會騷擾客人。

其實，如果多關心身邊的人，他們的病情就可能被發現，就不會出現隱形病人。如方迅的例子，如果他的兩個姊姊能給他多點關懷，相信會更容易發覺他的情緒變化。事實上，方迅一直都很孤獨，患病多年都一直沒有人知道他和關心他。

我們作為醫生，應該多想想可以怎樣幫助這些隱形病人。不過在這個案例中，小巴司機都是各自駕駛小巴，同事關係並不親密，即使看見了，要怎樣告訴病人他們的精神有問題，也的確很難處理。

還有一點，我們其實不需要太害怕精神病人。在精神病人之中，沒有暴力傾向的一定比有暴力傾向的多。然後，即使有暴力傾向，也只是傾向，大部分的患者其實都不會有暴力行為。

這些我們都必須知道。精神病人需要的是關懷，不是歧視。

❶台灣若是從高樓向外丟東西砸傷人的話，得以刑法第一百八十五條妨害公眾往來安全罪、第二百七十七條普通傷害罪、第二百八十四條過失傷害罪起訴。若無傷人，環保局亦能以廢棄物清理法開罰。若為私人土地，亦能提出民事訴訟求償。

❷台灣稱社會住宅。

❸類似於台灣高中考大學的升學考試。此為香港舊學制，當時香港中學並無分國中高中，而是讀五年之後考一個公學試，通稱「會考」，再升讀預科。

❹即台灣的「公共衛生護理師」。

◆妄想症（Delusional disorder）

妄想症，是指抱有一個或多個怪誕性的妄想，同時不存在任何其他精神病症狀。其妄想是符合他自己的邏輯，並且內部成立的。

妄想症症狀

一、持續一個月以上出現一種或以上妄想。

二、出現上述妄想，但從未出現思覺失調症狀。

（若有幻覺，這些幻覺應該並不突出，而且均與患者的妄想主題相關。比如：妄想被異物侵擾，同時出現被昆蟲搔擾的幻覺或觸感）

三、除去妄想和相關事物的影響，其他功能並沒有明顯受損，行為也沒有顯著的怪異情況。

四、假如患者出現躁狂或憂鬱症狀，這些症狀都與他的妄想或妄想周期相關。

五、沒有比妄想症更符合的其他精神病疾病能概括患者的病徵。

妄想症類型及症狀

妄想症類型	症狀
情愛型妄想	患者的主要妄想內容是其他人正與自己相戀。
自大型妄想	患者的主要妄想內容是自己擁有未被發現的極高天賦、遠見或曾有偉大的發現。
嫉妒型妄想	患者的主要妄想內容是他或她的伴侶或情人不忠。
被害型妄想	患者的主要妄想內容是自己被密謀反對、詐騙、跟蹤、監視、毒害、下藥或惡意針對、搔擾和被長遠傷害。
身體型妄想	患者的主要妄想內容與身體功能或觸覺相關。
混合型妄想	當以患者的妄想眾多，沒有單一分類的妄想佔主導地位時，屬於此分類。
未能分類型	當無法明確肯定患者的妄想，或其妄想不屬於以上分類時，屬於此分類。

Case 6

我們必須對醫生坦白——厭食症大盜

案例檔案

◆病例：進食障礙。
◆姓名：廖志豪（男性）。
◆年齡：二十歲。
◆控罪：偷竊。
◆現況：小欖等候精神健康報告。

我在香港成為法醫精神科醫生之前，在英國實習。英國的法醫精神科醫生處理的案件大多是大案，如謀殺案、強暴案的疑犯；香港則不一樣，由一個法醫精神科部門照顧全香港所有案例，所以有時也會面對一些小案，如這次要談的是偷竊案。不過，這是一宗非一般的偷竊案。

哪裡非一般？有時候，犯罪與精神病之間，那份關聯並非一般人會知道。就像以下個案，病人犯的是偷竊，患的是厭食症，以為風馬牛不相及，卻原來是有因果關係。

先了解病症，才能了解行為的原因

如果之前沒有心理準備，看到綽號「肥仔豪」的廖志豪的模樣，我必定會嚇一大跳。

廖志豪是一名二十歲的高四重讀生（此為預科制度，說明見後段），他被控一項偷竊罪。法官看完被告的病歷之後，要廖志豪到小欖等候精神健康報告——相信法官是因為發現廖志豪之前曾經向精神病醫生求醫，才做出這個決定。

由於患了厭食症，「肥仔豪」瘦骨嶙峋。

來到小欖之後，我們會替病人量身高體重，廖志豪只有六十公斤，但他有一百七十八公分高，所以BMI有十八點九。根據國際標準，這個值落在十八點五至二十四點九之間，屬於「正常」，十七至十八點四之間屬「偏瘦」，低於十七就是「過瘦」。

在他的病歷中，附有一張廖志豪三年前的照片，那是名符其實的「肥仔豪」。當時體重達到九十五公斤，BMI有二十九點九。廖志豪知道我正在看那張相片，嘆了一口氣，說：「太肥了，不要看。」

我卻想跟他說，那時健康多了。他現在除了太瘦，還顯得不太精神，沒多少精力。但我先不表達意見，請他說說減肥的心路歷程。

先了解他的厭食症，才再去研究他的偷竊。

厭食症（anorexia）

為一種精神病症，是進食障礙的一種病。患者害怕體重增加而減少進食，導致明顯的體重下降。

從厭食到暴食，只為搏得父愛

「我一向不太介意自己的體重。兩年前，當時我高三。我讀的是男校，但高三預科會收女生。」一時為二〇〇七年，那時香港的學制跟現在不同，是按照英式，五年中學，兩年預科，三年大學；現在則是美式，六年中學，四年大學。「自從有女生在課室出現，我就開始注意自己的體重，我覺得『肥仔豪』這三個字，在女生口中說出來，有一種『我不會喜歡你』的意思。」青春期的兩性因素，成為廖志豪減肥的契機。那時候，他的早餐只吃一小片麵包，下午和晚上只吃一點菜，不吃飯；他還知道要運動，每天跳一小時健身體操，再跑步半小時。半年後，在外觀上開始見效，開始有同學說：「肥仔豪不再是肥仔豪了！」

不過，減重並沒有令女生對他特別青睞，但卻無意中得到父親的注意。有一次他父親跟他說：「你為什麼瘦了？你還是多吃一點吧。」

原來，廖志豪一向覺得身為社會名流的父親，更偏愛他的三位哥哥，不太關心自己。他的大哥是大律師，二哥是醫生，三哥是建築師；人人都以為他也有厲害之處，可是他的中學成績普通，父親似乎在他身上看不到光明的未來，多年來總是在罵他成績不好。「你為什麼瘦了？你還是多吃一點吧。」無人能夠理解廖志豪聽到這句話的震撼，那是記憶之中父親第一次說出如此溫暖的說話。他突然有一個想法：他的體重只要繼續下降，就能讓父親繼續關心自己。

他很想再聽一次，父親關心的話語。

這就是廖志豪節食的原因。此後，他為了父親「努力」，而體重也下跌得更厲害。「志豪，你不用減肥了，你已經很瘦了。」父親關心的話語再次出現，誰知道這是他繼續減下去的動力？父親越說，他越要減下去。況且，他也自認為自己仍然有瘦下去的空間。要知道，這中間有個限度的，一個成長中的男人即使每日只是呼吸和走路，都需要至少一千八百大卡，廖志豪還要節食，還要做運動，每日的熱量吸收，其實是負數。當ＢＭＩ下跌至不正常，這樣下去，對身體健康其實危險。

過了兩個月，他的體重再下降了不少，只有五十公斤，BMI值是十五點七。過分減重，導致生理上的問題，他開始感到不適，經常覺得疲倦，跑步沒有之前跑得快；要跟著影片做體操時往往跟不上。而且部分運動會有蹲下站起的動作，他會感到頭暈。此外，他還開始失眠、失去集中力，無法專心上課和溫習，影響學業。

於是，他陷入異常沉重的壓力之中，經常感到煩躁鬱悶。這時候，父親的關心也變成了嫌棄。「他開始有一些嫌棄的眼神，叫我增肥的說話也很難聽，記得他說過：『你不要跟人說你是我的兒子，我不想別人以為我讓小孩吃不飽！』」他發現，再也不能用減重去得到父親的關懷了。再加上身體的連串不適，他決定多吃一點，但吃的時候卻感到非常焦慮，腦海中總是害怕一吃便會發胖得不可收拾，壓力反而更大。

我相信，這時候他已經因為減重所導致的壓力，而有憂鬱症的症狀。像鐘擺效應，也可能是自暴自棄，他變得暴飲暴食。「我可以在三十分鐘內吃六個大披薩啊！可是，吃完之後卻非常擔心，會不會變得太肥了，於是……我到洗手間催吐，把吃的東西都全吐出來……」廖志豪說得尷尬，但其實這是另一種進食障礙：「神經性暴食症」。

無論厭食症還是神經性暴食症，都是精神病的一種。而這些進食障礙的病，往往都伴隨著憂鬱。醫學上沒有一個特定原因導致進食障礙，但憑我的經驗，幾乎每個人都有自己的故事，而我們總能從這些故事，找到原因。

回說廖志豪，之後的日子，他在厭食與暴食之間不斷循環，有時一天完全不吃東西，有時一天不斷吃東西然後吐出來。

在家中催吐，家人不可能不知道。最後父親帶他去看精神科醫生。

「精神異常」的臨床診斷準則

廖志豪患的是「進食障礙」（Eating Disorder），意思是會影響病人的

神經性暴食症（Bulimia nervosa）

簡稱為暴食症，屬於一種進食障礙，通常表現為患者在短時間內暴飲暴食，透過嘔吐或服用瀉藥等多種補償行為來達到腸胃淨空。

生理與心理的異常進食習慣的精神病，大致可分為六種，其中廖志豪患的有兩種：一是「神經性厭食症」，意指因為過分擔心身體過重，而約束進食量。其臨床診斷準則有三點：

一、拒絕攝取熱量導致體重明顯下降，廖志豪的ＢＭＩ曾低至十五點七，符合了這個標準；

二、對於變胖或體重增加有強烈的恐懼感，這一點反映在廖志豪害怕變胖就得不到父親的關心這面；

三、對自己的體型、體重有不正確的知覺，即明明很瘦仍覺得自己太胖，廖志豪也明顯覺得自己「有瘦下去的空間」。

生理方面，神經性厭食症導致的長期營養不良的症狀，也已十分明顯了，而且對情緒的影響，也引發了憂鬱症。

二是「神經性暴食症」，患者會在四下無人時瘋狂的吃下許多食物，接著心理產生罪惡感而去催吐，或服瀉藥，以緩解心中的罪惡感。其臨床診斷準則如下：一、每週至少有兩次無法控制的暴食，在短時間（兩小時內）吃下常人無法吃下的份量，且暴食當下對吃食行為有失控感；二、一再出現不當的補償行為以避免體重增加：如禁食、催吐、過度運動、使用瀉劑、利尿劑、灌腸等；三、上述暴食與清除行為，每週出現兩次以上，至少達三個月；四、自我價值感與體重身型密切相關。以上四點，都符合廖志豪暴食的時候的行為。

廖志豪的「進食障礙」，在「神經性厭食症」和「神經性暴食症」之間不斷循環，他對此感到焦慮、煩惱這些憂鬱症狀。

偷竊，成了病人心中唯一的出口

關於厭食症，先說到這個地方。這時候，我想跟他談談偷竊的行為，再研究兩者之間的關係。

他被控於二〇〇七年十二月五日，在某衣服連鎖店偷一件男裝襯衫。

他是社會名流之子，為什麼要偷男裝襯衫？

「其實，我不知道，只是想偷而已。」

他是真的不知道，還是不想說？不過，我想先確認另一件事情。

「一年前，你在學校的時候也有偷竊的紀錄，對嗎？」聽到我這樣說，他睜大了眼睛看著我，沒有說出口的話是：「為什麼妳會知道？我沒跟任何人說。」

這是我在警方的紀錄中看到的。廖志豪一年前曾經在學校連續偷取同學的文具，直到學校發覺失竊案太多了，展開調查，就發現那是廖志豪做的。當時學校希望給廖志豪一個機會，所以沒有報警。但偷衣服事件發生後，校方把校園失竊一事也向警方報告了。同時，校方要廖志豪立即停學。

廖志豪知道躲不過了，乖乖告訴我一年前在學校偷東西的情況，當中果然跟厭食有關係。

「二〇〇六年九月，剛開學，我看到一位同學，有一支很有趣的筆，我很想擁有，就突然起了偷竊的念頭，就把那支筆偷走了。在偷筆的那一刻，我感到非常害怕，但成功後意外地感受到無比的快感。」自此之後，他就開始不斷偷同學的東西。他說自己對偷什麼沒有標準，只是看到有人放著，便會去偷那件物品。他曾經試過偷朋友的中文課本、直笛、身分證等，偷完便把物品丟掉。除了第一支筆，他並不特別需要擁有這些東西，他只想偷。

「這些中文課本、直笛等，你不需要的，為什麼要偷？」他說，自從暴飲暴食之後，他的心情更差。當發現體重稍微上升一點，就會覺得自己很沒用，「因為又開始發胖了……」在鬱悶的時候，他回憶起在偷竊中獲得的喜悅，覺得那種感覺很棒，可以掩蓋了減肥失敗的懊惱，於是他又再次偷竊。一直維持了三個月，直到校方發現才停止。

聽到這裡，大致都明白原因：廖志豪發現了偷東西可以抒解厭食症引起的憂鬱心情，於是重覆的去做。

因為憂鬱而偷東西，跟普通的盜竊是不一樣的。盜竊犯會偷需要的東西，例如看到新發行的遊戲機，想擁有，就把它偷去，看到名牌包，想擁有，就偷了去，最普遍的是偷金錢了。但廖志豪偷襯衫，是因為他覺得偷了之後會感到高興，他需要這份感覺來釋放壓力。

厭食與偷竊、偷吃的關係

「被學校揭發之後，還有繼續偷竊嗎？」我繼續問下去。

「有，但不在學校了。」廖志豪知道瞞不了我，於是把實情說出來。這部分連警察都不知道，但只向我坦白：「每當我不開心，我就想去偷東西，我覺得偷東西才能得到快樂。但不能在學校偷了，我嘗試在外邊偷。在便利店偷巧克力力、冰棒、礦泉水。」

我發現，他這次是偷吃的。

我說：「這些巧克力之類，偷了之後會吃嗎？」

「有時吃，有時不吃。但主要是想偷。」廖志豪說。

其實，不少有厭食症或進食障礙的人，都有偷食物的行為。他們這樣做有兩個原因：第一，是因為他們很想吃，但又覺得自己不能吃，因此偷了便當自己吃了；第二，因為暴食的人要吃很多，他們可能不夠錢買想吃的所有東西，因此便會偷食物。

廖志豪補充說，自己為了不吃太多，因此不會帶太多金錢出門；可是矛盾地，他不帶足夠的金錢，便不能夠買想吃的東西，所以只好去偷竊。他說如果想吃偷回來的食物，會馬上吃光，接著又開始催吐、跑步，周而復始。

換句話說，厭食發作的時候，不會吃偷來的東西；暴食發作的時候，會迅速把食物吃掉。

偷竊，是一種求救訊號

最後，回到父親帶廖志豪去看精神科醫生一事。那位精神科醫生說廖志豪的暴食症是因為神經傳遞物質失調，所以給他處方了一些血清素，吃完後他的情況應該會有所改善。

「吃了醫生的藥物後，我的心情確實變好了。從隔天暴食一次，變成了三四天才出現一次暴食。」廖志豪說得好像很有希望似的。

「可是，你看精神病醫生的時間，是在二〇〇七年二月，當時你有偷食物的症狀，為什麼沒有告訴醫生？」廖志豪聽到我一問，呆了半晌，說：「沒有。我沒想過要說。況且，之前在學校偷竊之後，父親不許我跟旁人提及，他說是家醜。」

果然，廖志豪沒有告訴那位精神科醫生有關偷東西的事。家醜不可外揚，身為社會名流，父親的想法雖然可以理解，而一般人也難以將偷竊跟厭食症連結在一起，可是至少偷食物跟進食障礙有關係，他沒有告訴醫生偷食物，醫生不會知道他的問題嚴重到什麼地步。

再者，有沒有想過，廖志豪是想求救？

進食障礙再加上憂鬱症症狀，想偷東西，大多數時間會偷食物；但為什麼要偷其他東西？除了從偷東西得到快感以抒解壓力之外，有一個情況是向人求救，希望有人幫他們。因為不懂處理憂鬱，所以用偷東西來希望得到別人幫助。

無論如何，一個人的健康，都比家族的聲譽，重要得多。

最後我認為，廖志豪並不需要入院令。他的偷竊罪只需要判守行為[1]，不需判刑，但他要回來青山醫院繼續讓我們定期跟進憂鬱症和進食障礙。大約一年之後，他的體重漸漸回復正常，笑容也一次比一次多，直到他的體重回到八十公斤，ＢＭＩ也回到正常的二十五點二，他終於不用再來。

聽說，他成功考進大學，代表成績也回升了，人生也真的回歸正常了。

身為醫生最困難的事，讓病人說出真相

很多人常常問我，做法醫精神科醫生有沒有什麼困難，那麼我可以告訴大家：最大的困難，是要病人說出真相和真相的全部。病人要隱瞞事實的原

因很多，大部分因為犯了事，害怕被加重刑責，例如法庭只控告病人一次犯案，但真相卻是連續犯案，那麼他就可能不會把另外幾次的犯案情況和盤托出。而我們對病情的判斷就會有誤差。

廖志豪的情況差不多，他不懂得怎樣去應對和處理厭食症所帶來的憂鬱症，所以他就用了一個錯誤的方法去處理那些情緒。可是，到有機會醫治的時候，他卻因為父親說家醜不外揚而向當時的精神科醫生隱瞞偷竊行為，影響了往後的醫治。如果當時就醫好了，或許不會有後來的偷衣服事件了。醫生可以給他更多指引，例如禁止他一個人逛街，從而阻止他偷竊。可見一個錯誤決定，影響很大。

假如病人不向醫生坦白，一直有所隱瞞，後果可以很嚴重，因為醫生根本不能完全了解他們的情況，在資料不足下，很容易誤判患病的程度，甚至斷錯症。

作為醫生，我也想向病人說明一件事。無論病人覺得自己的行為有多丟臉、羞恥，也要告訴醫生。醫生是不會歧視病人的，因為很多時候都是因為患病，才會影響到他們的行為。

我們的目的是醫治，只有病治好了，有問題的行為消失了，所有的丟臉羞恥等情感，才會真正的成為過去，換來是我們一起快樂地迎接一個新的你，好嗎？

❶守行為（自簽擔保守行為，Binding over），為香港一種處理刑事案件的判罰，方式有兩種，一種是法律上的有條件釋放，若在規定時間內再犯則須繳罰款，一種是沒有刑事案底的狀況下請當事人簽保守行為，若再犯則被罰，視為首次定罪。

◆進食障礙（Eating disorder）

進食障礙，意思是因為一些奇怪的、錯誤的想法，影響飲食習慣，甚至出現奇怪的行為。進食障礙不只是厭食，有不同而且完全相反的症狀，包括：一、完全不吃，滴水不沾；二、吃太多，不知飽；三、做一些異常的行為例如扣喉催吐、過度做運動，等等。

進食障礙，不論男女老幼都有機會患上，大多是十多歲的女性，原因大多是青春期愛美，自然對身型、體態有要求等，只要理性對待，還不算是病。可是為什麼有些人會有進食障礙？原因仍未查明，有說是跟遺傳基因有關，亦有說是因為性格。有幾種性格的人特別容易患病，如完美主義者、衝動型的人、情緒化的人。也有說是因為外來的影響，如透過媒體認為某個身型體態才是標準。

進食障礙大致可分為六種：神經性厭食症（Anorexia Nervosa）、神經性暴食症（Bulimia Nervosa）、劇食症（Binge eating disorder）、異食

癖（Pica）、反芻綜合症（Rumination Disorder）、迴避或限制性攝食障礙（Avoidant or restrictive food intake disorder）。

內文已介紹了神經性厭食症和神經性暴食症，其他種類如下：

- 劇食症，指短時間內進食超出正常份量的食物，非常失控，進食不一定是因為感到肚餓。
- 異食癖，指持續性地攝取非營養的物質，如泥土，肥皂或紙等。這個病在女性和兒童中較為常見，特別是懷孕婦女、幼童，以及患有發展障礙的人群，如自閉症患者。
- 反芻綜合症，即是經常將已經吞咽下去的正常食物吐出，或是咀嚼後再咽下。
- 迴避或限制性攝食障礙，指一個人迴避和限制飲食，導致無法滿足營養和能量的需求，簡單而言，即過分的偏食。

Case 7

失智、酗酒與思覺失調——老人精神病恐嚇案

案例檔案

- 病例：失智症、酗酒、思覺失調。
- 姓名：潘伯雲。
- 年齡：七十歲。
- 控罪：意圖傷人。
- 現況：還押小欖等待醫療報告。

有一些案件，看似很平凡，但在法醫精神科的角度，卻會碰上一些困難。比如以下的案件，在社會層面是一件很普通的傷人案，但我卻難以判斷他思覺失調症狀的來源。

恐嚇、蓄意傷害的行為，原來來自失智症

這次案件的被告人年紀很大，已經七十歲了，他叫潘伯雲，人人都叫他「潘伯」，潘伯太太早逝，育有兩子，大兒子潘仁，三十八歲，未婚；小兒子潘義，三十五歲，與外國人結婚並居於美國。潘伯和潘仁一同居住在大埔一棟大樓中。警方控告潘伯恐嚇和蓄意傷人，因為他在二〇一九年六月三日，在家中拿出折刀出來企圖刺向潘仁。潘仁並沒有控告父親的意思，但因為鄰居聽到潘伯說要刺人的聲音，報了警，是警方要控告潘伯。

第一次見潘伯，他的對答令我十分頭痛。他說話時音量很大，可是很多時候他說的話語，我都無法理解。那是二〇一九年七月十五日，潘伯被法庭還押小欖等候精神健康報告之後的一天。

「案發前六個月，阿仁常常針對我，我們天天吵架，吃飯就能吵架了，天天都吵架。我常叫阿雯勸勸他，阿雯說，兒子我也有份的，為什麼要她

勸，唉。」阿雯是潘伯十多年前已過世的妻子，但潘伯看來忘記了這回事。

「幾個月前，他把飯碗砸向我，我的頭受傷了，你看，要縫針。」說著，潘伯指著頭部某個位置，但我看不見傷口。

「他為什麼要針對你？」我想問多一點細節。

「就是要害我嘛。阿雯勸不動，沒法子。她要做和事佬嘛。」潘伯還是把過世妻子掛在口邊，而且不斷說兒子想害他。

「因為什麼原因要害你？」我再問。潘伯想了又想，搖一搖頭，就說「忘記了」。我舉了一些例子，他都附和說是。「是因為金錢？」「是吧。」「是因為他心情不好？」「也可能是。」「不會是因為金錢吧？」

「不會吧。」

這種沒有邏輯的附和情況，讓我想起失智症。

我立即為潘伯做一個簡短智能測驗（Mini-Mental State Examination, MMSE），這是一個有關失智症的評估，評估項目包括：定向感（時間與地方）、注意力與計算能力（訊息登錄與系列減七）、記憶力（短期記憶）、語言（讀、寫、命名、理解）、建構力（視覺繪圖）。當病人完成測試後會有一個得分，我們會根據他的分數判斷他的病情。這個測試滿分是三十分，但因為潘伯不識字，而測試的其中一題需要認字，所以滿分是二十九分，但他的得分只有十四分。國際標準中，二十四分為分界值，十八至二十四分為輕度失智症，十六至十七分為中度失智症，少於十五分為重度失智症。

潘伯的情況，屬於重度失智症了。我面對著一個失智症的病人，而且，我只有這個病人的口供。

僅有病人口供，如何釐清案件真相？

任何人都想像得到，只有一個失智症病人的口供，是絕對不可靠的，必須找家人幫忙，我會請懲教署的職員替我追蹤，他一般都是替我跟病人索取聯絡。但問題出在這裡：由於潘伯患了失智症，他說不出家人的聯絡方法，

失智症（Dementia）

一種腦部疾病，導致思考能力、記憶力逐漸退化，進而影響日常生活功能。亦會影響導致情緒問題、語言或行動能力降低等。

職員一時間也找不到他的小兒子潘義。至於潘仁，由於他是事件的受害人，我們法醫精神科醫生是不能直接接觸受害人的，否則便會有妨礙司法公正的嫌疑。

潘伯也沒有專屬律師跟進，因為不是人人都有錢請律師。如果是謀殺的大案，法律援助署[1]會派律師跟進，但像潘伯這種傷人的小案件，一般只會在上庭當日由法庭的當值律師協助處理，所以在這情況下，根本沒有人可以幫忙潘伯。

我只想強調，法醫精神科醫生在整個過程中都沒有權力要求什麼。我們只能在能力範圍內盡力做好本分。

有關案發情況，潘伯也說得十分混亂，但大致可以整理出個大概：那天，他和阿仁吃飯的時候又吵架了，原因也是找不出來。總之吵架的時候潘伯突然非常生氣，便從衣袋裡拿出折刀，向著兒子揮動。潘伯強調揮動了十多分鐘。但只是做動作而已，只是想潘仁停止謾罵，並沒有傷害兒子的意思。至於衣袋裡為什麼會放刀子，他說是潘仁送的，那是一把萬用刀，給他用來剪指甲。

潘伯對案發情況的描述並沒有太大問題，但因為他是失智症病人，也不能完全確信。我們不能找潘仁，但還有警察的報告，簡略地描述整件事件的過程。

報告指出，潘伯確實是在吃飯時和潘仁起了爭執，然後突然非常憤怒，把家裡的所有碗碟砸到地上，接著便從衣袋中掏出小刀，對著兒子大喊：「我要殺死你！」但事實上事情並沒有持續十至十五分鐘那麼久，潘仁便因為害怕而離開了。然後潘伯在家慢慢冷靜下來之後，也離開了。如前所述，後來因為鄰居聽到他們在家中大聲嚷嚷，所以報了警。

綜合潘伯的口供和警方的報告，潘伯常常認為兒子要害他，這是思覺失調。他認為揮舞小刀的時間較長，對時間感覺的偏差，亦是一種思覺失調。我們一直有誤解，以為思覺失調是一種病，也以為思覺失調等於精神分裂，其實思覺失調是症狀。

那麼，什麼導致潘伯有思覺失調？

失智症引發思覺失調？

失智症可以引發思覺失調的。

我一共見過潘伯三次，覺得他是一個年紀老邁、外型很邋遢的人。他的頭髮看起來已經很久沒有打理，牙齒也稀稀落落。如果你跟他說話，無論說什麼，他都會應聲附和。這其實都是失智症的一種症狀。

一些失智症的病人常常會附和他人說的話，因為他們根本不懂得別人在說什麼，不明白別人的意思。一些患者也會因為不理解他人的話，不懂得回答，所以常常說謊，或者答非所問。潘伯也有這樣的情況，如前所述，即使我的話前後矛盾，他都毫不猶豫的附和；也訛稱曾看過精神科醫生。

所以雖然我在見潘伯時，聽他說了那麼多話。但當中有多少真多少假，其實連我也無法判斷。

值得一提的是，我們第二次見面時，潘伯已經完全忘了我是誰，也忘了為什麼要見我。第三次見面亦然，甚至他也忘了自己上庭了沒有，更不要說是否知道還需要再上庭。我在見面的過程中問了他很多問題，他常常回答不記得、不清楚，甚至反過來叫我問他太太……。

他這個重度失智症的情況維持了多久？並沒有人知道。而他的腦退化情況對他的日常生活又有多少影響？其實我們也不清楚。雖然他說自己的情況並不影響生活，而他在小欖裡的狀況似乎也沒有受到影響。

然而，這就代表他的思覺失調行為，是源於失智症嗎？那又未必。

喝酒過量引發思覺失調？

根據潘伯的情況，我們作了一個決定：由於他傷害他人的風險仍然存在，我們讓他住在小欖三個月，期間再觀察他的情況。而大概一個月後，潘伯的小兒子潘義從美國回港，他提供了有關潘伯的一些背景資料。

潘伯家中有六個兄弟姊妹，他是最年長的一個，全家人都沒有精神病紀錄。他完全沒有念過書，小時候生活在大陸，大約三十歲時從鄉下偷渡來到香港。他二十一歲那年在鄉下結婚，接著來到香港得到居留權後，逐步把家人申請過來。

他們一家四口感情很好，來港之後從事建築工，當然有點粗聲粗氣，一家人也會有一些正常的爭執，但總的來說都是平凡家庭的生活。潘義對於父親恐嚇哥哥一事感到驚訝，在他認知中，父親不會這樣做。

不過，他卻知道潘伯五十歲開始，情緒逐漸變差。「近幾年，據大哥描述，父親常常會忘了自己在哪、忘記帶鑰匙、忘了錢放在哪裡，還曾經忘了怎樣回家，所以這幾年他只會在家附近活動。哥哥讓他戴著一個牌子，上面寫著他的名字、電話和住址，確保即使他忘了怎樣回家，也有人可以帶他回去。」很明顯，這也是失智症的情況。

潘伯有一段描述，是這樣的：「大概一年前左右，阿雯經常強迫我看精神科，她說我是一個瘋子，經常在街上罵人，脾氣又暴躁，所以要去看醫生。看醫生的時候，阿雯又告訴醫生，說我這兩年來常常覺得有人跟蹤自己，所以才會在街上罵人。唉，我不是在街上無故罵人，而是每次都事出有因呀。」除了潘伯仍然把逝去的太太掛在口邊，根據我們在醫生互聯網的紀錄，潘伯從來沒有看過精神科醫生。

潘義一邊聽著，一邊皺眉。他沒聽說過父親曾看精神科醫生，但曾跟潘伯的長途電話對話，潘伯常說跟太太去這去那，他以為是老人的懷念，或只是把潘仁說成妻子的口誤，甚至是喝醉了，所以沒有在意。

「你剛才說喝醉，潘伯有喝酒的習慣嗎？」我在潘義的話中，找到一條線索，原來對我們很有幫助。

潘義知道，潘伯從十七歲時便開始喝高粱酒，三十年多每天都會喝兩次。起床之後大概喝一至二兩（五十～一百毫升），到午飯時又喝六兩左右（三百毫升），每天大概會喝八兩酒（四百毫升）。但他從來沒有因為喝酒而覺得不舒服，也不覺得自己有酗酒的問題。

潘伯的酗酒程度，其實是說不得準的，因為潘義並沒有跟潘伯居住，這幾年喝多了或是喝少了，也說不定。然而，即使潘伯一直維持每天喝八兩酒，仍然是有問題的。而事實上，潘伯常常在街上罵人，以為有人跟蹤自己，又以為兒子陷害他、說話錯亂，這些思覺失調的症狀，也可以是酗酒引發的。

對，除了失智症，酗酒也會引發思覺失調。這名叫酒精濫用伴有酒精引發的思覺失調（alcohol-induced psychotic disorder）症狀。值得注意的是，酗酒引起的思覺失調並不會因為已經戒酒而消失，戒酒並不是這些患者唯一的治療方法，他們還需要接受藥物治療。

醫生的責任，是找出致病所有的可能性

跟潘義見面之後，我們也向潘伯確認，他有喝酒的習慣。我也有問潘伯會不會完全戒酒，他說：「我最愛的就是酒，一定不會停！」所以我們認為

他需要一些專業治療，才能改變他現在的喝酒習慣。

現在，橫在我面前的問題是，潘伯的思覺失調症狀，是因為失智症，還是因為他過量飲酒造成的？

答案是，我無法下定論。

有些情況下，我們在診症時會發現一些問題，這些問題的原因可能很多。我們無法完全割捨其他可能，所以我們會把所有可能性記下來。至於當中哪個是主因、哪個比較次要，或是當中的先後順序，其實我們也不可能太清楚。

而根據潘伯的情況，我第二次和他見面時，他已經在小欖住了十多天，期間一直沒有喝酒。可是他思覺失調的情況一直沒有改善。但一般來說，酒精的戒斷症狀需要三個月才能完全消除，所以我們也無法斷言是否完全與喝酒無關。

給法庭的報告中，我也只能如實匯報。事實上，思覺失調症狀是肯定的，報告也確立了這個事實。

為病人選擇合適的治療

面對入住小欖的病人，我們的重點還是治療。

潘伯對於困在小欖十分不滿，他一直強調自己不應該被困著，因為他覺得自己沒有做過任何犯法的事。他說入住小欖後經常失眠，食慾不振，還覺得自己不應該「坐牢」——以他的認知，小欖也是坐牢，是失去了自由。為了離開，他還編很多故事，說許多之前跟他有爭執的人也進了牢，想在裡面陷害他。

而我們最關注的是，潘伯透露有尋死的念頭。因此我們需要追蹤他的情況，了解他想尋死的原因：是因為有人想要害他？是因為他不能接受坐牢？還是失智症的其他影響？畢竟醫生的其中一個責任便是要保障病人的安全，因此我們必須要確保病人能夠在安全的環境之中。

結果，在潘伯住院的三個月期間，我給他處方了一些藥物。在接受治療後，他的情況便漸漸好轉，不再出現思覺失調的情況。

接下來，三個月的住院期結束，潘伯應該何去何從？轉到青山醫院治療？讓他回家治療？還是把他轉介到專業的安老院。

我們詢問了潘義的意見。潘義說他有跟潘仁商量，認為潘伯在家時，常常跟潘仁爭執，又覺得潘仁會傷害他，令他的精神十分混亂，所以他們最後決定為他找一家安老院居住。

這是很正確的選擇，雖然是痛苦的決定。潘義說，他們也不想把父親送到安老院，而相信潘伯也不希望在安老院終老，可是潘伯患有失智症，常常忘記日常生活的事情，甚至忘了吃藥。當失智症愈來愈嚴重，也只好靠安老院的職員幫忙照顧，至少他可以定時服藥，也可以戒酒。

案件方面，法官對潘伯從輕發落。相信是因為潘仁和潘義都為潘伯求情，並承諾好好照顧潘伯。

❶ 法律援助署（Legal Aid Department）為香港提供一般民眾的法律援助服務單位，提供免費法律諮詢，亦提供財務情況符合資格的民眾申請法律援助服務。

◆酗酒一定有原因！

酗酒不會是單一原因，有些人有幾個原因，有些人只有一個原因。但大致都是以下幾類，首先是是家族遺傳，如果家人有酗酒的歷史，一個人會酗酒的可能性相對會增加。第二是環境因素，酒友越多的人，當然越有機會酗酒，但其實濫藥的人也會有酗酒問題，畢竟對他們來說，都是一種麻醉自己的工具。還有就是壓力，同樣的原因，用來麻醉自己。

至於每星期喝多少才是安全，其實有標準的。以前的標準，男性可以喝多一點。但隨著時代的改變，現在男女的標準是一樣的：一星期不能喝超過十四個單位的酒精。一個單位是十克純酒精，大約是六品脫（pint，約半升）啤酒，十小杯低度酒（low-strength wine，酒精度二十以下）。還有，要改變喝酒的習慣，降低酗酒的風險。比如可以喝慢一些，或者喝一杯酒，就喝一杯水，梅花間竹。

根據美國二〇一三年出版的《DSM-5》（Diagnostic and Statistical Manual of Mental Disorders Fifth Edition），酗酒可分為兩類：

酒精使用疾患（Alcohol Use Disorder）

這個病症會令患者的身體出現一系列明顯的損害，包括以下最少兩項症狀，且最少維持十二個月的時長。

- 長期超出預期和計劃地大量喝酒。
- 對喝酒有持續的慾望，或無法自控或減少喝酒的數量。
- 經常花很多時間來喝酒，或者從酒後的狀態中恢復過來。
- 對酒精有強烈的慾望和渴求。
- 因為頻繁喝酒而影響在學校、公司、家庭實踐工作和主要職責。
- 持續地使用酒精，受酒精影響而令日常社交和人際交流出現問題。
- 重要社交、工作和休閒活動因為使用酒精而停止。
- 在危險情況下仍然持續攝取酒精。
- 即使知道酒精已經對精神和生理造成長期和持續性的問題，但仍然繼續使用酒精。
- 藥物耐受性（Tolerance），以下任何一項：

1. 需要不斷明顯地增加酒精用量來滿足上癮反應或慾望。
2. 持續攝取同樣份量的酒精，卻越來越不滿足。

．戒斷症狀（Withdrawal），以下任何一項：
1. 出現後文提到的戒斷症狀。
2. 使用酒精來防止或減輕戒斷症狀。

酒精中毒（Alcohol Intoxication）

．經常攝取酒精。
．在攝取酒精後出現明顯的問題行為或心理轉變（不妥當的性或攻擊性行為，情緒不穩定，判斷力受影響等）。
．在喝酒期或之後出現下方所列的一項或多於一項的信號或症狀：
1. 口齒不清。
2. 迷失方向。
3. 步伐不穩。
4. 眼球震顫。

5. 專注或記憶力失調。

6. 昏迷。

· 以上信號或症狀並非由其他藥物引起，或並沒有其他物理疾病或成癮疾病比酒精中毒能更切合患者的症狀。

◆戒酒請尋求專業協助

有些人以為，戒酒只要下定決心不喝酒就可以了，不用找醫生；如果決心不足，即使有醫生，也無補於事。這些觀點原來大錯特錯：戒酒要有方法，說戒就戒，得不償失。

這是因為，有一個情況，名為震顫性譫妄（Delirium tremens）也稱為是酒毒性譫妄。當一個人突然停止酗酒，身體上和精神上就會出現嚴重的戒斷症狀（withdrawal symptoms），這是因為身體已經習慣了酒精。酒精是中樞神經的抑制劑，當一個人酗酒，酒精會抑制興奮傳導物質分泌，和減少安定神經的傳導物質數目。突然戒酒，因為身體不知道沒有酒精

「供應」，興奮傳導物質分泌增加，造成自律神經過度興奮，具體呈現是緊張、流汗、嘔吐，嚴重的會產生幻覺、癲癇，甚至死亡。最嚴重的情況下，這些症狀會在戒酒後三至十天發生。戒酒的人察覺身體異常反應，於是再次喝酒抒解一時的痛苦，於是又變成酗酒；酗酒不適，想戒酒，又要面對戒斷症狀，循環不斷，最後損害大腦神經。

所以，戒酒要找醫生，嚴重的情況甚至需要住院治療。

Case 8

精神病院的常客——反社會人格與躁鬱症

案例檔案

◆病例：反社會人格與躁鬱症。
◆姓名：「飛基」李曉基。
◆年齡：十九至二十二歲。
◆控罪：傷人。
◆現況：不時來回小欖與青山醫院。

回顧在醫管局法醫精神科的生涯，接觸過的個案沒有一萬也有數千個，病人來來去去，讓我最難忘的，要數綽號「飛基」的李曉基了。

我還記得，在接觸飛基的個案時，上司加利專程來到我的房間，簡介了差不多一小時。我還記得上司加利一進來的第一句話：「今年是……二〇〇六年，對嗎？」

這是很別致的開場白。當時是八月，不是年初年尾，為什麼要談年份？「這個個案，檔案『成尺厚』。」加利嘆了一口氣。「成尺厚」是香港術語，不是真的有一尺的厚，是指檔案非常長，材料非常多。「他第一次進精神病院，是二〇〇二年。」

我留意到加利說的是精神病院，不是小欖，也不是青山。事實上，他因為種種原因，四年來穿梭往還小欖、青山，還有其他精神病院。

加利說了很多，但我還是看檔案才能把飛基的資料放進腦海。

從中學開始，淪為精神病院的常客

「飛基」李曉基，十九歲。十五歲開始已經是精神病院的常客。病發前一直跟家人住在一起，他有兩個哥哥，比他年長五歲和七歲。

飛基全家都沒有任何精神病史，他的童年也沒有精神健康問題，但直到中學生涯，就開始變壞。那時候他與不良少年為伍，到國三時，更因為常常打架而被要求退學。

這時候的飛基，問題多多，是一個青少年慣犯：偷竊、打架，最嚴重的是吸毒。從十四歲起，因為和黑社會混得很熟（「飛基」也是那時候黑社會朋友給他起的綽號，他十分喜歡），他濫用了很多不同的毒品，包括K他命、搖頭丸、大麻，連海洛因也有吸食過。在一次偷竊案中，飛基因為被揭發濫藥，第一次住到精神病院，時為二○○二年十二月。十五歲的他因為家住大埔，所以入住大埔醫院的精神科。

在醫院戒毒期間，醫生才診斷出他患有品行障礙（conduct disorder）。飛基在醫院住了三個月，醫生為他開了藥，成功戒除毒癮，但品行障礙就要定期回診，可是他回診的應診率並不十分穩定，有時出現，有時失約。後來我們發現，他並未按時服藥，所以很快就再次吸毒，然後毒品又會影響他的

品行障礙（conduct disorder）

品行障礙是指在青少年階段出現反覆、持續出現具攻擊性、反社會性、對立違抗性的行為，如偷竊、暴力等。詳情請見文末專欄。

精神，令他品行障礙的行為變得更瘋狂、更暴力。從十六到十八歲，他會砸破家裡的東西。家人一直忍讓他，直到二〇〇五年五月。

為什麼住院後，病情仍未改善？

這一天，飛基又在家中無故大發脾氣，跟父親吵架，跟往常一樣，他把家裡的東西亂砸亂丟；但跟往常不一樣，他完全失控，除了把電視機都打破了，還揍了父親一頓。此前，他不會傷害家人的。

父親除了憤怒之外，也認為事已至此必須報警，警方以家庭糾紛處理，但要他立即住進大埔精神病院。

經醫生診斷，飛基不顧後果的衝動，暴躁的表現，也不理會他人安全，最重要是覺得自己完全沒錯，這些症狀已表示，他患了反社會人格。而他在精神病院一時展現的旺盛精力，自我誇耀的性格；一時又會情緒低落和易怒，還有失眠，都顯示他也患了躁鬱症。

在大埔精神病院期間，醫生一直為飛基調校藥物，但一直沒有效果，而他的躁鬱症卻在持續病發，一個月內，他不時毆打職員、護士，甚至跟其他病人打架，他很快「聲名遠播」，即使剛住院的病人，也很快認識誰是飛基，人人都怕了飛基，聞「基」色變。曾經，醫生決定給他施行「身體約束」（Physical Restraint），用一些布條將他固定在床上，但人道問題，不能二十四小時都這樣；但每次一放開他，他又會去打架。

直到一次，在二〇〇五年六月，飛基不知道哪裡弄來一根棍子，把另一個病人的頭打破！事件上了報紙，驚動了高層，他們決定把飛基送到我們青山醫院。

當其他醫院無法管理好病人時，便會聯絡青山醫院，因為環顧全香港，就只有法醫精神科最有處理暴力病人的經驗，病人來到青山醫院，就會有適合的護士及醫生團隊以及醫院配套。所以法醫精神科不只處理從法庭來的病人，如果其他醫院有些很暴力的病人，也會來法醫精神科。

接下來的日子所發生的事，我想我可以長話短說。青山醫院是給精神病患者的醫院，小欖則是法庭接納我們的「入院令」建議，讓犯了法但患了精神病的病人入住的精神病監獄。飛基來到青山醫院之後，不久又毆打了一位職員，醫院立即報警，飛基被送到小欖等候精神健康報告，未幾法庭宣判他的傷人罪成立，因為「入院令」而入住小欖六個月。六個月後因為他的病還未治癒，我們又把他送回青山醫院治療。在青山醫院不久，他又情緒失控打人，輾轉又來到小欖……從小欖和青山來來回回的，終於到了二〇〇六年八月，他被送到小欖的時候，我接手了這個案。

損友、個性、身形……這些會造成行為偏差？

——初見飛基

飛基跟我的印象相差不遠。他多次毆打別人，應該孔武有力，事實上也是一個身形較高大的胖個子。

根據他的病歷資料，他從沒有打過女性，我估計他對我會表現得較友善，結果不出我所料，他很有禮貌的說出開場白：「你好，醫生，我是李曉基，人人都稱我為『飛基』。」

一如以往跟其他病人的相處一樣，我請他回憶自己的病歷。由於出入了幾次醫院，他的記憶有點混亂，是正常的情況。但我留意到，他的個性很有挑釁性和攻擊性，每次的衝突，都幾乎是一些無謂的小碰撞引起，他很容易就挑釁別人。言談之間，他給人的感覺像黑社會，常常擺出一副老大的樣子——可是他根本不是老大，只是個青年而已。

根據會面，我認同之前的精神科醫生的判斷，從品行障礙到反社會人格，伴隨著躁鬱症。這一方面跟朋友圈子有關，他在中學交了壞朋友；另一方面也因為自卑，因為他是個胖子，一直沒交過女朋友；而他長得高大和暴力，令其他人害怕他，助長了他的行為。另一方面，他以前雖然有吸毒，但後來已經成功戒毒了，所以我判斷他那些暴力行為並不是受毒品影響的。

而我的新發現是，飛基會以自己的精神病為藉口，解釋自己的人格問題。顯然，來回多次精神病院，見了多次醫生，他或多或少掌握到自己的病情，並企圖去解釋自己的行為。

可是，這並不是好的方向，他只是合理化自己而已。

為何病況愈演愈烈？

我決定換一些新藥給飛基，觀察是否有效。而這期間，他還是麻煩不斷，我也不勝困擾。有段時間，每當電話響起，我都會嚇一跳，並會有一個念頭：「難道飛基又做了什麼嗎？」他幾乎天天跟人吵架，大約這樣持續了三年，還會常常鬧自殺，試過拿床單上吊。

「我一直在青山和小欖之間不斷轉來轉去，我不想刑期結束後又回去青山。兩邊的職員都覺得我是一個壞人，我不想再這樣下去了……」問他為什麼自殺，他給出這樣的答覆，這是躁鬱症憂鬱的一面。可是才過幾天，他又故態復萌，不是吵架，就是打架。

一年過去了，由於他的暴力行為和人格問題依然沒有改善，飛基再次被送回青山醫院，但仍然由我追蹤。或許他非常不滿再次住進青山醫院，所以他的行為變本加厲，除了吵架和打架，還會在醫院隨處小便、欺負嚴重的精神病人、又會要脅病人的家屬送菸給他，否則便會打病人，等等。當醫院的職員做了不順他心意的事情時，他又會大聲責罵職員。

於是，我把很多飛基在青山醫院需要遵守的規矩收緊，包括不讓他在醫院到處走、不讓他打電話、不讓他見家人等，一方面不希望他騷擾其他病人，另一方面像是一個獎罰制度，只要好好控制自己，就可以做以上的事。那時候，飛基會參加職能治療，他十分喜歡這活動，因為可以看電視、玩電腦、玩遊戲；又可以在那裡工作賺錢。可是，當他有很多行為或精神上的問題，而需要一個人冷靜時，我們會請他留在醫院的單人精神病房（Padded Cell，即有厚墊的房間）。

然後，又發生以下事件。

二〇〇八年一月，飛基在單人精神病房，他說很餓，跟職員說想吃東西，但事實是剛吃過午餐不滿十五分鐘，職員當然不允許。然後，飛基用枕頭瘋狂打監視器，並跳起一拳把監視器打破！其他職員於是馬上衝進房中，給他施行「身體約束」。可是飛基說不想被綁，他用監視器的碎片抵著自己的脖子，威脅職員說會自殺。職員無可奈何，只好又報警。

警察來了後，飛基就冷靜了一點。我們讓他去警局錄口供，可是他回到醫院後，又說要抽菸，職員當然不允許，他又大發脾氣，重重的給職員一記老拳，這時候有兩位院友來勸架，他不由分說地把其中一人推到牆邊，再揮拳打向他的右眼，可憐院友的眼睛腫得像雞蛋一樣；另一人在他背後想抱著他阻止他，也被他一個背摔壓在地上，受傷不輕。當時我剛回到辦公室，接到電話之後察覺事態嚴重，立即報警，飛基再一次被控傷人罪。

二〇〇八年三月開庭，法官接納我的精神健康報告的建議，給他十八個月「入院令」，所以他再一次入住小欖。

我還有資格醫治他嗎？

飛基轉到小欖的這一天，我感到心力交瘁。正迷惘時，上司加利來到我的房間。

「需要換人來處理嗎？」他沒有很直接這樣說，但這是他的意思。不是強制的，只是詢問。他還說出一個事實：「這一兩年，他變本加厲了。以往都只是吵架和打架，現在會自殺，還會要抽菸，不停的無理取鬧，暴力也越來越誇張了。是藥物不行，還是心理輔導不夠力度？還是，妳的方法並不適合他？」

坦白說，當時我也在思考類似的問題。而我自己的疑問是，會否他令人煩擾的事件，也影響了我的判斷？每次電話響的時候，當我有「又是飛基？」的感覺時，我有否盡了作為他主治醫生的專業，為他解決問題？

「讓我多試一次吧。他對我還有一點信任。」我思考了半天，決定這樣跟加利說了。我回想每一次衝突，每當我出現時，還是可以控制他的情緒，舉起了的拳頭，還是會收下來。

我決定跟他來一次深入和徹底的面談。

為病人放手一搏

「你是不是決定接下來的人生都要這樣，在小欖和青山醫院裡度過？我記得你曾經說過你不願意，那時候你選擇自殺，你是否想過，會有另一條更好的路？」

我跟他談了很多，似乎以上這句話，讓他有點動容。我繼續「打蛇隨棍上」：「你繼續這樣下去，我看不到你會有任何進步。」我向他指出這兩年多我所下過的苦功，還有他下的苦功，例如我邀請回來的心理專家，讓他背誦一些控制情緒的方法。他明明有背誦，卻為什麼不願意實踐？

「我想實踐的，但我做不到，我控制不了自己。」飛基說這句話時，臉上多了一重從來沒見過的沮喪。我感到他的無力。我相信，他這段日子的變本加厲，來自這股無力，令他自暴自棄。

「我有另一個方法，但這方法有一定的風險，你願意嘗試嗎？」他聽到我說，立即抬起頭，還未聽說是什麼東西，倒已經一副躍躍欲試的表情。

我決定給他一款強效藥物。這款強效藥物並不是通用的藥物，是用來醫治一些嚴重思覺失調症的病人，也可以用它來處理患者的情緒問題，但一般比較少這樣做，因為這款強效藥物也有很多副作用，例如可能導致糖尿、過胖等問題；此外，病人每星期都要驗血一次，為期十八個星期；之後改為每月都驗一次，直到不用再服藥為止，此舉是確保病人不會出現白血球過低的情況。

我為飛基清晰地解釋了所有風險，他也欣然接受，放手一搏，接受治療。「糖尿、過胖也總好過每天在小欖和青山來來回回吧。」他竟然懂得說笑，這是我第一次感到飛基的放鬆；換個角度，其實他內心一直承受著很大的壓力。

結果，飛基服了強效藥物六個月後，情況真的大有改善！最初雖然出現一些不妥的情況，但後來漸入佳境，他不再打人，隨時口變回一個正常人——雖然外表還像黑社會小弟，但至少臉上少了一份戾氣。

他也很幸運，服藥後沒有出現十分嚴重的副作用。

二〇〇九年九月，飛基刑期結束。他在小欖這十八個月異常平靜，但我們也不敢怠慢，還是要他先回青山醫院觀察。那裡的職員對飛基的情況感到十分驚訝，說「他好像完全變成另一個人」。還記得飛基特別寫了卡片向之前受傷的職員道歉，大家都十分高興，職員也原諒了他。半年後，我讓他離開青山醫院，申請轉到中途宿舍。任何一個精神病人，如果在醫院太久，我們都會讓他轉到中途宿舍，適應回到社會的生活。大概一年後，飛基離開了中途宿舍，重過新生活。聽中途宿舍的職員說，是飛基的家人接他離開的，那天，人人都掛著笑靨。

治病，不是賭博

回想，當初我決定用這款強效藥物治療飛基時，很多同事都覺得匪夷所思。他們以為我瘋了，但其實我看了很多研究，顯示這款強效藥物對病人的病情會有幫助。雖然不能百分百證明有效，可是我們在治療飛基的過程中，已經試了非常多的藥物，可是依然沒有改變。那為什麼不試試這一款呢？那時候，他只有二十一歲而已，他還要忍受這種折騰多少年？況且，他的刑期剛好也是十八個月，既然不能離開這裡，為什麼不在這段時間試試這種藥？期間如果有什麼反覆的情況，或有副作用，我們都能第一時間為他處理，環境因素讓我們把風險降至最低。

當然，並不是每個病人都要像飛基一樣，需要選用這種強效藥物治療。幸好上司加利很支持我，他知道我的決定之後，認真地說：「其實也並非不能使用這款藥物。只要你認為能夠幫到病人，那就放心去做吧！」

很多人覺得我這次的決定是一場豪賭。我承認事先並不知道強效藥物是否真的有效，因為我從未在躁鬱症病人身上用過這藥物；但我不是毫無根據就下這個決定，我花了許多時間閱讀研究，知道有一定的成功機會才去嘗試，可不是說純靠運氣就抹殺這次成功。

後來，飛基寫了一封卡片給我，感謝我之前對他的照顧。他說他的人生經過治療真的不一樣了，他從沒想過自己的人生能變得這麼好。

從沒想過，我的工作能改變一個人的人生

飛基離開醫院後，我偶爾也會想起他。想到以前他每天都有不同狀況，我幾乎每兩天就要與他的問題糾纏，還要跟他吵架、和他對罵、訓示他、教導他，就好像照顧兒子一樣，真的非常親近。我真的可以說是對他嘔心瀝血，即使所有人都不相信我能治好他，我還是很認真的想方設法去治療他。

所以他出院後，我偶爾也會想知道他後來的生活過得如何。

後來，大概二〇一三年，我真的在中環偶遇飛基。那時是上班時間，大概八時接近九時的時候，他穿著白領，戴著耳機聽音樂，我跑到他跟前跟他說：「哈囉！」他看見我，有點嚇了一跳，然後立即由心而發一個笑臉：「何醫生！」

我們寒暄一番。我記得聊不到三句話，他就向我道謝，說我是唯一一個願意相信他、治療他的人，因此很感激我。我也問問他的近況，他有一份正常的工作，老闆很重用他，還交了女朋友，準備年底結婚。

我們交換了名片，大約一年之後，我收到他一張聖誕卡，還附上一張結婚的照片，說他的生活很好，很幸福，再一次感謝我。我真的百感交集。雖然我治療過非常多的病人，但我從未覺得自己對一個人的人生有多大的影響。只有飛基，我真的覺得自己改變了他的人生。

◆品行障礙（Conduct disorder）

指在青少年階段的患者出現反覆、持續的攻擊性、反社會性、對立違抗性的行為障礙。以下有十五種行為，如在過去十二個月內至少出現三種；或過去六個月內至少出現三種，都被視為患了品行障礙：

一、經常霸凌、威脅、恐嚇別人。
二、經常主動挑釁。
三、曾用武器如刀、槍、玻璃瓶攻擊並導致他人嚴重受傷。
四、殘忍對待其他人。
五、殘忍對待動物。
六、曾搶劫、偷竊，盜取他人財物。
七、強迫其他人發生性行為。
八、縱火並毀壞他人財產。
九、故意破壞他人財產。

十、擅闖民宅、偷車。
十一、常說謊而獲得好處或避開責罰。
十二、偷竊一些並不珍貴的物品，或偽造物品。
十三、十三歲以下，沒有家人准許，整晚不回家。
十四、離家出走至少兩次。
十五、逃學。

◆反社會人格（Antisocial Personality Disorder）

反社會人格患者一定要是十八歲或以上。有時也有些十五歲左右的少年，出現較嚴重的反社會人格行為或傾向，例如出現偷竊、翹課、經常說謊、打架、喝酒、吸菸、不回家等等行為。

反社會人格有七個病徵，不一定需要全部出現，但最少要出現三個：

一、不懂得尊重法律，經常做一些違法行為，並且不覺得自己的行為有錯。

二、喜歡欺騙人，從他人身上騙取利益。

三、衝動，不顧後果。

四、經常表現得很暴躁，例如會跟人打架。

五、不理會他人的安全。

六、經常覺得所有錯都是他人的錯，自己完全沒錯。

七、沒責任感和罪惡感，會為自己的錯不斷找藉口。

反社會人格一般很難醫治，多數都要看心理專家，希望他的一些行為能夠改變。很多時候患者會有暴力傾向，醫生會開一些藥物給他，希望降低他們的暴力傾向，但沒有藥能讓他們服用後變得完全和常人一樣。

反社會人格是一種病態，但大部分人一般不需要住院治療，所以去小欖的機會不大。但犯了事，如果法官判監，還是需要服刑。

◆**躁鬱症**（bipolar disorder）

躁鬱症，又稱雙相情感障礙，情緒兩極症，早期稱為狂躁憂鬱症。指病人的情感可能出現兩種極端的變化，在醫學上分為躁期和鬱期。躁期的患者會變得極度亢奮、精力充沛，而鬱期又變得情緒低落、缺乏活力。躁期分為輕躁期和狂躁期，病徵如下：

輕躁期：

一、持續四天情緒高亢、易怒、任性，精力旺盛。

二、須符合以下至少三項，若有易怒傾向，則須符合以下至少四項：

1. 話多。
2. 自我膨脹。
3. 睡眠需求降低。
4. 思想變得天馬行空，跳躍式出現。
5. 容易分心。
6. 精神旺盛、靜不下來。
7. 過度參與或有痛苦結果的活動，多為一些無節制的行為如不停的採購或未有深思熟慮的投資。

三、發作時出現不符患者於無症狀時期的生理功能變化。

四、他人可以觀察到患者的情緒障礙與功能變化。

五、這些症狀並未嚴重到造成社交或職業功能的明顯障礙，也未嚴重到必須住院治療。若有精神病特徵，則也可定義為躁症發作。

六、症狀出現的原因不是因藥物濫用、臨床用藥或其他治療所帶來的生理效應。

狂躁期：

一、持續一週以上情緒高亢、易怒、任性，精力旺盛。

二、同時有下列三項以上症狀，如情緒異常僅限於易怒，則須同時有下列四項以上：

1. 變得自大和自負。
2. 睡眠減少，可能一天只睡三小時。
3. 談話量變多、語速變快，無法停止。
4. 思想變得天馬行空，跳躍式出現。

5. 容易分心。
6. 精力旺盛、無法冷靜下來。
7. 目標導向的活動增加，同時精神動作變得激動，如經常踱步、或不停轉動手部關節。
8. 過度參與可能會有痛苦結果的活動，如不停採購、無節制的行為或未經思考的投資。

三、嚴重影響社交和工作，或需要住院以預防患者傷害自己或他人。若有精神病特徵，也可定義為躁症發作。

四、症狀出現的原因不是因藥物濫用、臨床用藥或其他治療所帶來的生理效應。

鬱期：

除了情緒低落或生活失去興致的特點外，還必須包含以下至少五項症狀，且症狀持續兩週或以上。

一、情緒低落或易怒。

二、對所有活動興致降低。
三、體重明顯減輕或增加。
四、失眠或嗜睡。
五、精神動作激動或遲緩。
六、終日感到疲倦。
七、失去自我價值感、自尊心。
八、思考能力及專注力降低。
九、想到死亡或有自殺念頭。

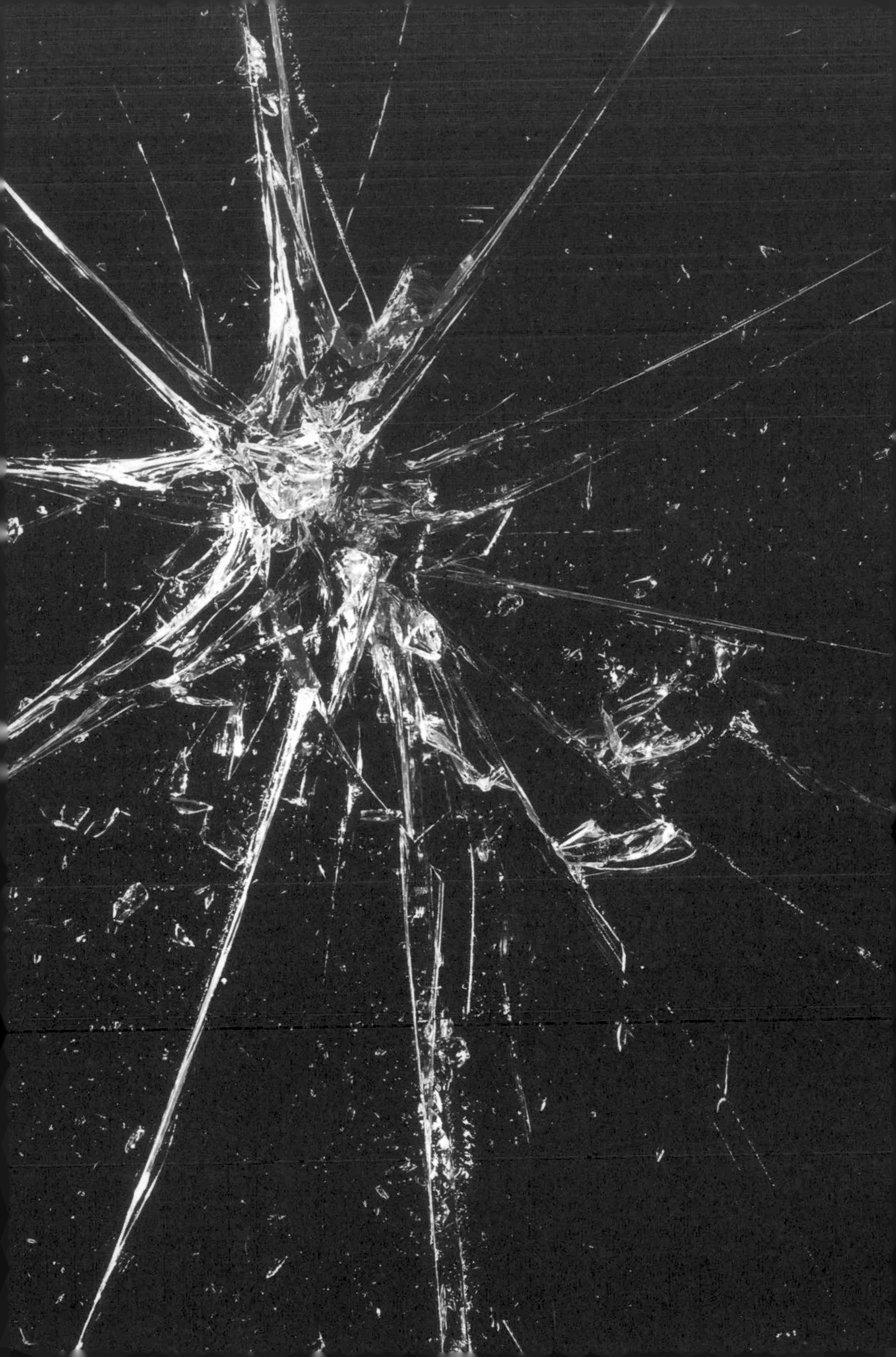

Part 3

精神病不可怕，可怕的是誤解

——解讀案件背後的社會問題

Case 9

為什麼人會自殺？——憂鬱症殺親案

案例檔案

- 姓名：張心妮（女性）。
- 年齡：三十歲。
- 控罪：殺人罪。被控於家中燒炭殺死父母。
- 現況：無限期入院令，被判入小欖。

在法醫精神科工作久了，偶爾也會接受訪問，為推廣法醫精神科而努力。記得有一次，主持人在節目錄製前一星期問我，能否以精神科的角度，解析為什麼有些人會自殺，而我們又有什麼方法去防止身邊的人自殺，最好是有個案探討。

雖然自殺案不是法醫精神科的工作範疇，但我們部門卻彷彿可以嘗試解答這個問題——要知道人們自殺的原因，最大的障礙是自殺的人最後離開了這個世界，我們又怎能知道他自殺的原因？但法醫精神科的工作卻能接觸一些能滿足以上問題的個案，就是跟別人同歸於盡，別人死去但自己沒有死的人。這同樣是謀殺案，但同時病人曾經自殺，而自殺的原因也是我們需要探討的問題。

我想到張心妮的案件。二〇一一年三月十日，張心妮在家中燒炭，自己活下來，與她同住的父母卻救不回來。張心妮被控謀殺，但因為她一直有精神病紀錄，在審訊前被還押小欖。

我會從她為何會自殺的角度去檢視這案件。

一時感情失足，埋下了致命的種子

張心妮為什麼會做出如此致命的舉動？究竟是什麼原因讓她做出自殺的舉動，這是我想知道的答案。同時，一直有精神科醫生跟進的她，是否可以做些什麼來阻止她自殺，也是我想了解的事。

我翻起最初的檔案。

張心妮，案發的時候四十一歲，未婚，但有一個十三歲的兒子。八〇年代末考入大學，原本是個聰慧的女孩子，卻被一個愛情騙子影響一生。

大學畢業之後，她在一間地產公司任職經紀，九〇年代中期樓市飛升，這份工作讓她賺了第一桶金，也讓她結識了自稱隱形富豪的葉光民。葉光民竭力追求她，她很快就與他墮入愛河。那一年，她二十七歲。

之後，張心妮懷了葉光民的骨肉，她滿心歡喜的告訴他，並憧憬著有一個幸福未來的時候，葉光民卻在知道消息之後的翌日人間蒸發，傳呼機號碼變成空號，他報稱工作的地方說沒有這個人，而她根本不知道對方的確實地址。張心妮試過在葉光民聲稱居住的屋苑樓下等了他一星期，卻找不到人。

最後，張心妮僱請了私家偵探協助，在半年後得到一個讓人晴天霹靂的殘酷事實：葉光民其實有一個結婚六年的妻子，也有一個四歲的兒子和兩歲的女兒，而且他不是什麼隱形富豪，中產收入的家庭，讓他有錢租五星級酒店跟她上床而已。而最令張心妮絕望的是，葉光民身邊一直有不同的女伴，與她一樣的受害人大有人在，而他現在正跟另一個女性發展另一段婚外情。

張心妮當時不知如何是好。她很難接受在她面前溫柔的好男人葉光民，原來是一個「渣男」，她很自責，氣自己為什麼有眼無珠，回想葉光民的舉動，彷彿許多蛛絲馬跡可以識破他。她很想找葉光民算帳，要當著他的家人面前拆穿他的面具，拆散他的家庭，但她卻沒有這樣的勇氣。然後，她又氣自己沒有勇氣。但在悲傷和憤怒交集的情緒下，她的肚子卻越來越大了。

屋漏偏逢連夜雨，失去愛人的同時，她還失去了工作。一九九八年的亞洲金融風暴，樓價大跌，地產市道蕭條，張心妮業績不斷下滑，加上一些人事問題，她被上司逼迫請辭。接連的不幸，令她幾近崩潰。

「當時我有想過自殺。」在小欖，憔悴的張心妮接受問診時說。她雙目無神，說話時軟弱無力，用行屍走肉去形容也不為過。

「我手上有一瓶安眠藥。經濟環境好的時候，我覺得工作壓力很大，導致失眠。睡不好，白天的精神也就越來越差，為了讓白天好好工作，我請醫生給我安眠藥，這樣才能入睡。我有好幾次望著這瓶安眠藥，很想吞下肚，一屍兩命也就算了，孩子生出來也是苦……。妳知道嗎，因為那個衰人，我的精神十分差，常常感到疲倦，對所有事物都失去興趣，以往喜歡的運動如跑步都提不起勁。工作上又失去專注力，可能是這個原因，孩子出生後不久，我就被上司逼走了。」

最後，她沒有服安眠藥。在她發覺自己支撐不了的時候，她決定去找醫生幫助。

「醫生說我可能有精神問題，轉介我給一個精神科醫生，精神科醫生說我有憂鬱症，給我心理輔導，在孩子生下來之後，再開了一些藥給我，當時覺得改善了一點。」從香港的醫生內聯網中可以找回張心妮的病歷資料，當時精神科醫生開的藥物是選擇性血清素再吸收抑制劑（SSRI），SSRI 是常見的抗憂鬱藥。張心妮此後一直按時服藥，準時覆診，從沒有停止過。

一九九八年底，她的孩子出生了，取名張善良，跟她的姓，希望他有一顆善良的心。

在這階段的張心妮，經歷了愛情騙子和工作不如意兩大打擊，她說她想死，但沒有具體行動，甚至自己去找醫生。一般我們判斷，主動找醫生的人，自殺的機率都是偏低的。因為醫生的悉心照顧，一般較容易去引導病人懸崖勒馬。張心妮清楚知道自己有病，又是一個懂照顧自己的病人，而且一直有醫生跟進，並按時服藥。憂鬱症的藥不會藥到病除，但只要一直服藥，她就跟一個普通人沒什麼分別。

日後為什麼還會走上自殺一途，相信跟她的接下來的遭遇有莫大關係。

當生活磨難不斷，一個人該如何堅強？

張心妮捱過了兒子如夜奶之類打擾作息的日子之後，漸漸回復穩定的情緒。可是，她變得疑心病重，之後的工作，都因為性格問題做不長。幸好在樓市好景時她有點積蓄，而且買了樓，有一層樓收租，後來她索性不去工作，留在家照顧父母和兒子，所有起居都由她包辦。可是，她的情緒偶爾也有起伏，無論兒子還是父母，只要不順她意，都會發飆罵人。這一切，父母都會體諒她，給予無限的包容和關懷。

張爸爸和張媽媽都已經七十歲了。張爸爸患了糖尿病、高血壓、心臟病，都是老人的病。但不幸的是在二〇〇三年，他因為腿骨退化了，在家摔了一跤，之後站不起來。在家還可以用拐杖走路，但走在街上就必須推輪椅了。張媽媽則努力幫助張心妮走出情傷和憂鬱症的陰霾，張善良出生之後，她也幫忙照顧孫兒。可是，張媽媽在張善良大約三歲開始，就常常忘記東西，煮菜忘了要加鹽，忘了三次；又曾經忘記到學校接下課的張善良回家，張心妮覺得有點不妥，帶她去看醫生，在二〇〇四年證實患了失智症。

張心妮十分苦惱。平時照顧張善良一個已經十分吃力，如何有精神多照顧一位失智症的家人？

照顧一個還未定性的小孩，加上一個走不動的爸爸，已經讓張心妮百上加斤了，如今張媽媽還患上了失智症，如何照顧？她根本不會照顧。失智症對她來說，是一個新的課題。

「那時候，突然精神又緊張起來，莫名其妙的，有時會狂笑，有時會狂哭，哭與笑都飆出淚水，我很害怕，趁著復活節假期，爸爸和媽媽還有能力照顧善良，所以我決定自行入院。這一次，醫生斷定我患的是躁鬱症。再換了一些藥，此後，我覺得好轉了，情緒平伏了，沒有狂喜狂悲，也沒有亂發脾氣。睡得好好，白天很精神，很陽光，很開心。」躁鬱症讓張心妮在絕望的谷底及得意的情緒山峰之間搖擺。幸好配藥得宜，令張心妮的精神狀態回復穩定。

為了照顧家人，張心妮十分關心自己的健康狀況。她一直以來都按時服藥，自覺出了問題，還會主動入院。在這個階段，雖然張心妮再經歷父親不良於行和母親失智症兩大打擊，或許是兒子給她的精神寄託，她一直注意著自己的情緒，發覺有失控的跡象便立即求醫。報告中，張心妮並沒有說這時有沒有自殺的想法，但相信藥物奏效加上照顧兒子的強大使命感，令她不開心的同時，不至於放棄生命。

當生命受到意外衝擊，別忘了照顧自己

大概在二〇〇六年，張爸爸的腿就連在家走路都感到困難，他每天就是由張心妮從睡床扶到沙發上，然後發呆一整天，再回到床上，就連洗澡都要張心妮幫忙。張媽媽的失智症則越來越嚴重，不但常常忘東忘西，連性格也變了，以往為人設想的張媽媽不在了，反而變成了另一個小孩，常嚷著要到

街上走走，但自從一次在街上走失被警察帶回家之後，張心妮就十分害怕讓她獨自外出。但如果帶媽媽外出，爸爸在家又照顧不了只有八歲又頑皮的張善良；如果同時帶媽媽和兒子上街，她一個人又照顧不了兩個。

她有想過送其中一老進安老院，可是財政上根本負擔不來。她就只有咬緊牙關去過每一天。她的心靈支柱就只有張善良了。「我當時在想，爸爸和媽媽遲早有一天會離開的，善良也會長大，到時候就不會太辛苦了。長大後的善良說不定還會照顧我呢。我是憑著這份希望，一直在努力。」眼神空洞的張心妮，說到「長大後的善良說不定還會照顧我呢」這裡時嘴角不期然露出笑容，令人更心酸。

二〇〇九年，張善良升上國中。由於學校在另一區，她沒有時間管接送了，況且兒子漸漸長大，也要讓他獨立，一個人上學、回家，跟同學做朋友，跟同學一起玩。但不幸的事發生在年半之後，二〇一一年一月，張善良在上學途中發生交通意外，被巴士撞斃。

「如果我還接送他上學和回家，他就不會被巴士撞到了！我一定會抓緊他的手，不會讓他在交通號誌還是紅燈的時候過馬路！是我做錯了，是我做錯了。」我還記得，張心妮當時雙手掩著臉，哭成淚人。

張善良死後，張心妮沒有再服憂鬱症藥物，也沒有到精神科醫生那裡覆診。在我看來，這是因為生活中發生了一件非常不幸的事，打亂她的生活。或許，她並沒有停止服藥的意思，但一顆心思已經飄到兒子身上，已經忘記了照顧自己。

她的憂鬱症一直靠著藥物改善，如今停了藥，就要冒著復發的風險。而很顯然，她復發了。在這一點上，我在想，如果醫生能夠跟進一個缺席的病人，是否能夠阻止悲劇的發生？一個十多年來按時覆診的病人突然不來了，醫生是否應該有警覺性？不過，香港醫生面對的病人太多，分身不暇，這就是另一個話題了。

張善良死後，六神無主的她，還是要照顧張爸爸和張媽媽。有一次，她到超級市場買日常用品，見到木炭，就把它放進購物車。

選擇自殺的關鍵原因是什麼？

我這次重溫這個個案，重點是自殺的人的想法。張心妮在行動之前是怎樣的心情，或許在問診中途的這一段對話，可以看出端倪。

「買木炭，是想自殺？」我要釐清她每個動作背後的原因。

「有這個念頭，但沒想得太仔細，先買了，放在家中。那就是在超級市場見到木炭之後一刹那的想法和衝動。」張心妮還說，如果沒有走過貨架，或許不會有這個想法。

「當天晚上，有想過自殺嗎？」

「沒有。因為要替善良張羅後事。不過，有把炭這件事放在心上。」

「覺得後事都辦妥了，就可以去死了嗎？」

張心妮想了半晌，才抬起頭向我說：「當晚，我睡不著，想了很多事。從被那個騙子騙了，還懷有他的骨肉開始，我的人生就一直往下掉。我好不容易接受了張善良這個兒子，要把他生下來，一心一意的栽培。但上天不容許我一心一意，爸爸雙腿不聽使喚，要扶他洗澡，替他穿褲子；媽媽失智症，一整天在家中吵吵鬧鬧，整個家所有人的事都是我的事，但只有我的事不是我的事！好了，捱到善良學習獨立了，上天卻帶走他了。這算什麼？沒有了善良，我也沒有了未來。爸爸媽媽遲早要死，但他們死後我又能怎樣？我沒有朋友，未來就只有孤零零一個人了。別人買炭，是去燒烤，而我，是放在家中，等某一天自殺時用……那時，我覺得先了斷了善良的後事，再重新去想那兩包炭的事吧。」

我想，她萌生自殺的念頭，一個原因是生活上的重大改變，一直以來的心靈支撐失去了，感到生不如死；另一個原因是沒有再服藥。究竟是哪個原因主導，就難以找到答案了。

若沒生病，還會選擇自殺嗎？

從自殺前後張心妮的舉動，顯示她經過精心的策劃。這也是警方控告謀殺其父母的原因。但有病並不代表立即跑到廚房拿刀去斬人，衝動的背後也可以很平靜。比如有些自殺的人，也會仔細安排他們的死亡，如留下遺言、遺囑，甚至安排自己的喪禮一樣。

原本張心妮的計劃是自己一個人死，但她想：「如果自己死了，誰去照顧爸爸媽媽？那只好都跟我一起走了。」這個思維，代表她可能因為躁鬱症病發而想歪了，以為只有這一條路，沒有其他選擇。她沒有想到哪怕還有十萬個更好的選擇。憂鬱症狀會影響我們的思想，覺得走投無路，覺得無助，沒有希望。

在張善良入土為安的當晚，她跑去問爸爸媽媽，她說：「我們都走，好嗎？」張媽媽咧嘴一笑，說：「好呀！」張爸爸別過了頭，默不作聲。張心妮認為，二人認同了這個決定——這樣去解讀父母的反應，也是非理性，尤其張媽媽可是個失智症患者，並不一定理解她的問題。

無論如何，她開始準備了，每天都在腦海中「預演」自殺一次。她不想爸爸媽媽死得太辛苦，希望他們舒舒服服，睡一覺就走。於是她想到廚房的木炭，覺得這是最好的方法了。

二〇一一年三月十日，她覺得一切都準備好了。大約四點左右，她除了買當晚的菜，還買了一卷封箱膠帶和一瓶大的白蘭地。

這一晚，張心妮煮了爸爸最愛吃的京都肉排，也煮了媽媽最愛吃的清蒸石斑。吃飯的時候，媽媽不停的說：「好吃，好吃」，爸爸則是繼續的面無表情。

飯後，約十時，張爸爸說要睡了，張心妮扶他進房間，臨離開前，張爸爸說：「阿妮……」張心妮回過頭，他說了一句：「謝謝妳。」

之後，她給張媽媽服失智症的藥，但特別多加了一粒安眠藥。張心妮說，怕她半夜會醒來，不知所措。

安頓了兩老，張心妮開始「工作」。她用封箱膠帶封死大門和窗口的縫隙，然後拿了一個炒鍋，一個大湯鍋，分別放了一包炭，然後燒著它。「一氧化碳如果只聚集在房間，大廳的正常空氣不會稀釋它嗎？我要分別在房間和大廳燒炭。」張心妮是這樣想，也不知道有沒有科學根據。炭燒好之後，她狂吞了十粒安眠藥，然後不斷灌飲白蘭地。

之後，完全不省人事。

她萬沒料到，張爸爸和張媽媽魂歸天國，但自己卻還有醒來的一天。

後來，是鄰居嗅到異味，覺得不妥，才報警揭發這案件。警察來到之後，張爸爸已經死了，張心妮和張媽媽還有知覺，被送到醫院急救。張媽媽送院後不久證實不治，張心妮則在醫院昏迷了三日才甦醒⋯⋯。

最終，她被控謀殺父母。我對張心妮的判斷是，她在犯案前、犯案期間，都是患了憂鬱症，精神狀態並不正常，而且不是故意不服藥，是一個病人。所以我建議給她「減責神志失常」，即謀殺變成誤殺；但亦給予她「無限期入院令」。最後法庭判她誤殺罪名成立，還押小欖。

防止自殺的關鍵，在於當事人的求生慾望

談到防止自殺，張心妮案件的其中一個轉捩點，是她在兒子死亡之後沒有再服藥，也沒有再求診；跟她年輕時候有自殺念頭立即求診的情況並不一樣。兩者可以做一個對照：能否防止自殺，關鍵都是病人是否願意跟醫生或跟身邊的人透露想死的念頭，但想深一層，透露這個舉動，本身也等同求救，而這大部分都能夠阻止。然而，究竟是醫生或朋友有能力阻止，還是病人本身並不想死？像燒炭前的張心妮，她求死的意志堅定，就不會告訴任何人她很想死。甚至再看張爸爸，知道女兒準備全家自殺，他如果有求生的慾望，有很多方法通知其他人。但他選擇沉默，是否也是一種自殺？

答案可能很灰，很負面。但在防止自殺的路上，距離成功的終點，還很遙遠。

◆自殺的生理因素

整個故事都在說憂鬱症，然後有一種藥物 SSRI 去醫治。藥物醫治的，是一種生理上的病。究竟自殺跟哪些生理因素有關？

神經科學家在自殺者的腦部中，發現眼眶額葉皮質（orbitofrontal cortex）和背側縫合核之間的聯繫出現異常。背側縫合核製造的血清張力素（serotonin）會傳遞到眼眶額葉皮質，但神經科學家發現自殺者的眼眶額葉皮質接收到的血清張力素不足。血清張力素能夠安定心神，SSRI 能夠拖慢血清張力素的回收，使其作用的時間加長。

很多憂鬱症都跟血清張力素的含量過低有密切關係，但不代表這就是憂鬱症的全部。雖然還未完全找到答案，但普遍的醫學研究都認為，自殺者的生理問題，跟血清張力素系統脫不了關係。

但自殺或憂鬱症究竟是先天的某種生理物質的缺乏，還是後天因為某種打擊或事件發生而導致，醫學上還未有定論。但我比較相信，兩者有密不可分的關係。正如張心妮案件，如果用生理和心理混合推論，可以說是她因為被愛情騙子欺騙，導致大腦的血清張力素不足，此後必須定期服藥才能讓血清張力素維持一定水平，但一旦在不適當的時間停藥，憂鬱症復發的機會就會變大。

如果忽略了心理原因，為什麼張心妮在遇上愛情騙子之前並沒有病發？如果忽略了生理原因，那麼需要服 SSRI 的原因在哪裡？這就是我認為，兩者都不能忽視的原因。

Case 10

沒病裝病，如何診斷？——不想入獄的罪犯

案例檔案

- 姓名：畢拉，越南華僑。
- 年齡：二十八歲。
- 控罪：盜竊。
- 現況：因在法庭突然發作而送進小欖。

很多人為了避開牢獄之災，自己裝瘋扮傻，希望被送到精神病院而不是監獄，認為住醫院比住監獄好。但有時會得不償失。

瑋琪是我在法醫精神科的同事，我們很要好，會一起吃飯，不時會討論

一些精神病的鑑定，交流心得，可說亦師亦友。今天下午，她告訴我今早在法庭的所見。

「我原本是去為一宗縱火案的病人作供，但因為這一件事，法庭延遲了，我剛好看到這一幕。」瑋琪一早吃飽了，一邊喝著咖啡，一邊說。

「那是什麼？」我一邊吃我昨晚自己準備的沙拉，一邊問。

「那應該是一宗盜竊案的第一堂，一般是排期，然後是保釋。可是那個人在被告席中突然發狂，大叫大喊，還脫衣服，整個人不能自控。」瑋琪也一邊吃著她的義大利麵，在咀嚼之間的空檔說故事：「他原本很平靜的，就突然發作，『嗚』的一聲大叫起來，之後說的話很奇怪，他說：『所以暫時將你眼睛閉了起來』，還用了國語。」

「不算很奇怪啦，很多病人都會這樣。如果是思覺失調症，可能聽到聲音，可能看到影像。如果是憂鬱症，上庭壓力大，情緒一時間控制不過來，也是有的。」我發覺沙拉的青菜很好吃。

「我當然知道，只是覺得這句話很奇怪，什麼是『所以暫時將你眼睛閉了起來』？沒頭沒尾的，就覺得不明白。」瑋琪又喝一口咖啡，然後說：「法官最後把他送來小欖了，我估計這個案會交到妳手上，到時妳抽絲剝繭，告訴我這句話是什麼意思。」

「我又不是名偵探，我只是看看他是否有病而已。」我笑說，把最後一顆小番茄放進嘴中。

住進單人病房的原因

不出瑋琪所料，這位病人由我負責。當加利把個案交給我時，我跟瑋琪交換了一個微笑。

病人叫畢拉，越南華僑，二十八歲，來香港做生意，簽證逗留半年，而他是在來港後一星期犯案的。小欖的醫生在他發狂時幫他打了一些鎮靜劑，然而，這種藥劑對這個病人不太有用。每次他剛打了藥，藥物起效後，他便會安靜一會。但等藥效過了，他又會混亂起來，又開始大吵大鬧。

也因為他的大吵大鬧，他被安排住進單人隔離房間。病人要住進單人房主要有幾個原因：一，為了病人自身的安全；二，為了其他病人的安全。因為這些病人大多十分混亂，醫生害怕他們會傷害自己，或者影響他人，所以才讓他們單獨住一間房。這些房中不會有任何危險的東西，只有廁所和床，牆壁也全部包了軟墊，所以即使病人撞牆也不會受到傷害。

而且，病房也設置了全天候的監視器，給職員二十四小時監察他們的情況，而門上有一扇小窗，讓醫生和其他職員可以從那看進去，知道病人在做什麼，確保他們的安全。

星期一，我以為我會如常像見其他病人一樣見他。什麼是如常？平日我到小欖見病人，都是由懲教署的職員把病人帶到一個房間裡，然後我和病人就下來聊聊他的情況。可是這次是例外，來到房間的是懲教署職員阿權，阿權說：「病人畢拉的情緒實在太混亂了，我們都不敢帶他來，所以我們想請妳走進單人房去見他。」

「有沒有這幾天他的具體情況？」雖然罕見，但也不是沒試過要到單人房見病人，經驗讓我知道，要先收集懲教人員對他的評估。

「他進了單人房後的頭兩天，情況非常混亂，經常在房中大叫大跳，常常脫去衣服，甚至四處便溺。我們送食物給他，他也會把食物倒掉。」阿權說：「但他昨晚開始進食了，吃了一半卻又倒掉。今早想請他來，他又突然發飆，說什麼『所以暫時將你眼睛閉了起來』，把我們推出去。」

「又是這句話。」我想起瑋琪的話。

「好吧，現在出發。」我站起來，跟阿權走出去。

難以問診的病人

法醫親自走到單人房面見病人，在小欖日常而言算是大事，因為要調配一定人手。房間沒有桌椅，我只能在房裡和病人面對面站著，有兩位懲教人員陪同，一個守在門口，一個站在我旁邊，防止病人突然發狂傷害我，而大門會開啟，必要時增添人手應付。

「你叫什麼名字？」

「我知道你是玉皇大帝派來的，我不知道你的名號，但你不應該不知道我是誰，我是孫悟空。」畢拉的皮膚比較黑實，肌肉也很結實，應該平時有做健身。難怪懲教派了兩位最健壯的懲教人員阿權和阿華陪同。

「你為什麼會進來？」我知道他答非所問，但不能就此稱呼他做「孫悟空」，於是我轉換問題。

「哈！」他突然大笑一聲，雙手張開，眼神望向天花板。我稍稍向後退了一步，阿權則立即站到我身前。之後他用盡氣力的大聲說：「我是契丹人！我是契丹人，你這隻宋狗！」

「那你為什麼會進來？」我嘗試重覆一次問題。

「And I~~~~~Will always love you~~~~~~~Will always love you~~~~~~~」

他突然又高歌一曲席琳狄翁（Celine Dion）的《My Heart Will Go On》，還

用了歌劇的唱腔。接下來，他像表演一樣，一時扮柯南，一時跳騎馬舞，我還以為在看才藝表演。但他每次表演都是用盡氣力喊盡喉頭的大叫，讓人很不舒服。

第一次見面，我差點以為要付費看表演。但其實完全無法溝通。無論我問他什麼，他都問非所答，只會吵鬧和演出，我也無法了解他發生了什麼事，為什麼要偷竊。所以，我只能初步處方一些針劑藥物讓他不要太混亂。這些針劑每天可以使用幾次，由那裡的懲教員幫忙使用。

「他對妳比較好啊，會否因為對女性比較溫柔？」離開的時候，阿權這樣跟我說。「平常的時候會有什麼表演？」我問。

「哪有表演！」阿權也笑了：「一時說自己是阿諾史瓦辛格，一時說自己是御林軍擁有三千精兵，然後就衝過來跟我摔角，要離開房間。」

「那真的辛苦你了。」

「我還好，第一天由阿英面對他，一個不留神被他推倒地上。」阿權說著，搖一搖頭。

案情無法釐清，難以下診斷

「那個偷竊案，知道了什麼資料？」下班前，瑋琪走到我的辦公室。

「妳很有空啊，為什麼妳的案件會那麼容易？」我說笑，一邊完成手頭上差不多到尾聲的工作，一邊跟瑋琪說：「聽到許多資料啊。」

「例如？」瑋琪語氣有大量的好奇。

「他在金飾店買手鍊的時候，不斷叫店員拿出新款讓他選，在混亂中把其中一條手鍊放進自己的口袋，但其實有另一個店員一直從遠處盯著他，直到他說不買要離開，走到店鋪門口的時候，被職員攔截、報警、人贓俱獲，拘捕。被捕時十分平靜，但上到法庭大吵大鬧，送來小欖，也一直大吵大鬧。」

「沒有了？」瑋琪等了五秒左右，見我沒有再說下去，就問。

「沒有了。」

「那不是什麼都問不到嗎？」

「就是什麼都問不到。」我說：「他一時扮孫悟空，一時扮金庸《天龍八部》那個喬峰，一時扮席琳狄翁，像演技細胞大爆發。」

「我真的沒見過這個情況。又不像思覺失調。」

「對，但暫時也只能猜測有可能是思覺失調，有點類似的症狀。」我嘆一口氣，說：「真的束手無策呢，只好給他打一針劑鎮定心神。我三天後再看他，再了解情況。」我站起來，拿起公事包，準備離開。

瑋琪點一點頭，一同離開，也就沒有再說下去。

會診前後行為不一的人，真的是有生病嗎？

我知道，那些針劑沒什麼幫助，只是權宜之策，就如服安眠藥讓人好眠一個晚上，但其實沒有解決問題。而且，這些針劑也不能長時間使用，因為任何藥都會有副作用。這種針劑的副作用是，假如不斷使用，除了會令人精神不振，非常嗜睡外，還會使人的肌肉和關節僵硬，行動受阻，甚至會出現手腳顫抖，經常坐立不安等。所以我翌日必須再去找他一次，確定接下來的情況。而當進門的只有阿權時，我就知道沒多大進展。

阿權說：「打了兩天針之後，他的情緒好像安靜了一點。對，是『好像』。因為就在剛剛，當他知道要來找我的時候，又再次發狂了，跟我摔角，要離開這裡。」阿權擺出一個無奈的姿勢。我知道我又要到單人房了，阿權立即聯絡阿華。

「畢拉，你認得我嗎？」我故意說出他的名字，看看他有什麼反應。他的確呆了一呆，然後又開始了他的「表演」。我發現他的表演少有重覆，這次他扮周杰倫唱《雙截棍》，又扮「包青天」升堂審案，最後竟然扮哆啦A夢，在口袋中掏出法寶。我評估了情況，決定請職員在他失控的時候才為他打針，第二天再回來看他。

「他是情況有變，但不知道是好是壞。」第二天，阿權說：「當沒有人經過他的房間時，他會躲在被子裡，躲在角落，剛好是監視器的盲點，故意不讓人看到。但當有人經過，在門上的窗子看他的時候，他又開始發狂、脫衣服。到了吃飯時間，他還是會有點混亂。」

「那麼，有沒有為他打針？」

「有，有兩次他失控了，衝撞我們，就為他打針。」只有兩次，頻率已經變低了些。而且大部分時間表現平靜。

可是，跟頭兩天一樣，他不肯來見我，而我去單人房見他時，他又表演了一些有的沒的。這一次，我終於聽到他說出在法庭上說的「所以暫時將你眼睛閉了起來」了，原來他是用唱的，我覺得是國語歌曲，他扮著哪一位歌手之類。

回到辦公室，我回想一下，覺得他的情況很奇怪。剛好阿權走進來，我決定跟他討論一下。

「那位畢拉，在我走了之後，又平靜下來了，對嗎？」

「對啊。」阿權說：「當我們都離開單人房，他又走回他的被單下面。明明三分鐘之前還在歇斯底里，很快又收拾心情了。」

「一般病人很少出現像這樣，沒人理會時便相對平靜，沒有自言自語也沒有失常的表現，但當附近一有人出現，便開始發狂的情況。」我一邊說，阿權一邊點頭。

「我也認為他的表現很不像一般病人。」阿權說完，再交代一些工作情況，就離開了房間。

我獨自在這裡盤算畢拉的情況。一般而言，即使藥物能讓病人的病徵減輕，也不代表病人能夠自主分辨不同情況中該有怎樣的表現。阿權所指的「一般病人」，全在無預警的情況下發狂，他們純粹從個人情緒出發，什麼時候控制到，什麼時候控制不了，不是他理性的決定。

但畢拉的行為，在看似無定向的發瘋，不同人物「上身」的表面，背後其實有一套理性的邏輯：有人看到時發狂，在男職員面前較粗暴，在女性面前則做表演。所以，我懷疑這個病人並不是真的有那些精神病的症狀，他只是假裝患了病。

於是，我再次請阿權進來。

「有事要拜託你幫忙。」我掛著一絲微笑，因為我很少拜託或指導他們工作。

「請說。」阿權擺出一個認真的樣子。

「請你告訴這位畢拉先生，向他表示假如他再不合作，我們只能繼續不斷為他打針，而他也需要一直留在小欖，不知道要留多久時間。到時候，即使他其實並不需要因罪判監，也可能會因為他的精神狀況而被判入院令，一直留在小欖。」我笑說：「但你也要同步告訴他，假如他是裝瘋扮傻，只要他停止他的行為，再過兩星期便能離開這裡。」

「他每次見到我都發狂，我怎樣告訴他？」阿權說著，抓了一下頭。

「你一定有方法的。」我說完之後，阿權也笑了。

第二天，我再去小欖，阿權告訴我，畢拉已經沒事了，之前的病症都消失了。「這次，他可以像其他病人一樣，到妳的房間接受問診了。」阿權笑得有點意味深長。

了解病人，為什麼要裝病？

這一次，終於可以跟這位畢拉先生坐下來說話了。

「我是畢拉。」他終於不叫「孫悟空」了。從畢拉的眼神看得出，他有點累，但卻是一雙沒有負擔的眼睛。

「現在沒有其他人，你可以實話實說。」我認真地說。

「是否……說實話，我就可以離開？」畢拉也是認真地問。

「小欖是用來治療病人，如果你不是病人，我們巴不得立即送你離開，讓出床位給有需要的人。」其實我明白他的顧慮，所以也把整個情況帶出來：「你涉嫌犯的是偷竊罪，如果你沒有病，一般在上次法庭的時候，付錢就可以保釋外出，至於有罪還是沒有罪，如果有罪會判監禁還是其他較輕的刑罰，就要看法官的判決，跟我們小欖沒有關係了。」

畢拉琢磨我的話，半响才說：「你的意思是，如果我不裝瘋扮傻，我現在可以自由了？」我點一點頭，但其實他無意中說出他裝瘋扮傻的事實。

畢拉掩著面，一面喃喃的說：「我究竟在做什麼……」

「不過，你已經進了小欖，也需要經過程序，才能出去。」我說：「請你告訴我，現在究竟發生什麼事，好讓我向法庭提供你的精神健康報告。」

原來那一天，畢拉因為談成了一筆生意，打算到金飾行買一條手鍊給在越南的女朋友，他們剛剛鬧翻了，他想買點什麼，補償什麼。在金飾店左選右選的時候，他發現招呼他的店員因為要找不同款式的金鍊給他，而離開了視線範圍，他眼前少說有十幾條金鍊，他想：「多一條少一條，都沒有人知道吧。」

一時貪念，他把一條金鍊往口袋裡塞，冷不防身後另一位店員在監視察著。他想既然已經偷了，就趕快離開吧，怎料到了門口，防盜鈴響起來，兩個職員把他按倒地上，警察也馬上趕到，把他送到拘留所。

「拘留所的環境實在十分差，黑漆漆的，旁邊就是廁所，有點臭。我在想，接下來如果要坐牢，怎麼在這樣的環境生活？我想到，醫院應該比較乾淨吧，但我很難扮什麼生理上的病，唯有扮瘋子，把我送到精神病院，總比送到真正的監獄好。我也想，如果我有病，他們應該會給我減刑吧。」於是，他在法庭上大吵大鬧，如願以償來到了小欖。

「法庭說把案件押後兩星期再審，我又想，我應該要在這裡扮瘋子兩星期了，否則他們會再次把我送回那黑暗的拘留所。所以即使是悶極了的單人房，我也不介意，至少這裡感覺光亮一點。」小欖雖然也是監獄，但始終是醫院，白色的軟墊也的確讓人容易得到平靜。

「我已有心理準備在小欖服刑，卻不知道裝病後要打針。」畢拉說著，自己都笑了起來：「我覺得打了針後整個人都很不舒服……」

「當然，你根本沒有病，發瘋也是裝出來的，當然沒有效果，還兼要承受副作用。」對於給沒有病的人打針這一點，必須嚴正指出，我們首先要為照顧他的懲教人員先著想，大多數情況這樣子的發瘋都不是裝出來，使用針劑是最常見的做法，去保護懲教人員。畢拉裝病、騙人，就要負上所有責任，畢竟一切都可以避免，只在他一念之間。

「於是我又想，不如減少失控吧，那他們就不會來打針了，因為實在無法忍受針劑對身體帶來的痛苦。」畢拉苦笑：「但要是讓他們知道我痊癒了，我又怕要去拘留所，所以有時又要發瘋一下。」

「那麼，為什麼躲在被子之中？」

「實在太累了，整天大呼小叫的。」畢拉摸著頭，說：「我躲在被子中，才能做回自己。」

最後，他在被子中聽到阿權在房外大聲跟他說，只要承認裝瘋扮傻，就可以重獲自由，否則就要一直留在這裡打針，「我開始想，我的策略是否出錯了」。

裝病，反而罪加一等

兩星期後，瑋琪又來到我的辦公室。

「那個畢拉，保釋候審了。」她說：「我今早去法庭，又見到他。這次他整個人輕鬆了，他的女朋友帶來保釋金，他獲准立即離開，等待開庭。」

「我的報告前幾天寫好了嘛。」我說著，又準備關電腦下班。

「很多人常以為扮精神病就可以得到減刑。其實他這個個案，不減反加，白白困在小欖兩星期。」瑋琪搖頭說。

「他們不知道，如果一直醫不好，會一直留在這裡啊。」我站了起來，拿起公事包。

「假扮的病，當然醫不好了。」瑋琪說著，突然如夢初醒的樣子：「不過，他那句在法庭上的什麼『所以暫時將你眼睛閉了起來』，是什麼？」

「上網查一查，是九〇年代末的曲子，伍佰唱的，叫《Last Dance》。」我準備走出辦公室，瑋琪也跟隨著。

「為什麼要唱這一首歌？」

「扮瘋子，腦裡有什麼，就隨便表演出來吧。」我把辦公室的燈關上。

「他做一些找不出邏輯的事，就以為可以裝瘋成功了。」

「其實我們最後都看得出來。」瑋琪聳一聳肩。

「而且，沒有效益的。」我們走到電梯前，剛巧見到加利。

「美怡，妳完成了一件不應該存在的個案。」加利一看見我，就笑說。

「對啊，不應該存在。」笑聲之中，我們走進電梯。

正確認識精神病的判刑依據

我發現有些人真的以為有精神病能減刑，但其實大部分案件都不會因為犯人有精神病而減刑。只不過，大部分的法官都會因為犯人有精神病，想方設法去幫助犯人——意思是幫助犯人醫病。如果人們期待有精神病便能得到輕判，甚至能逃脫指控，那其實並不是真實的。

而且即使犯人有精神病，其實也要看他在犯罪時有沒有病，假如他犯案時沒有病，是犯案後才有精神病，並不會影響案件的判刑。例如一個人偷竊，但他犯案時沒有精神病，純粹是一個正常人正常地起了歹念想偷東西，那麼即使病人後來因為各種原因而患上精神病，也不會影響法官對案件的判斷，更不會獲得減刑。再者，犯人要證明犯罪時有精神病，其實是一件很困難的事。因為醫生並不是一直跟在犯人身邊。他們要提供很多證據，才能證明他們在犯案當時患有精神病。

國家圖書館出版品預行編目資料

誰是受害者？：犯案者是病人還是犯人？是謀殺或社會所逼？司法精神醫學權威的 10 堂課 / 何美怡著 . --
臺北市：三采文化股份有限公司 , 2021.03
面；　公分 . -- (Mind map ; 222)
ISBN 978-957-658-488-6(平裝)

1. 司法精神醫學 2. 心智障礙 3. 個案研究

415.9512　　110000132

◎封面圖片提供：
stockimage2014 / Shutterstock.com

◎內頁圖片提供：
Kapustin Igor / Shutterstock.com

suncolor 三采文化集團

Mind Map 222

誰是受害者？

犯案者是病人還是犯人？是謀殺或社會所逼？司法精神醫學權威的 10 堂課

作者｜何美怡
副總編輯｜鄭微宣　責任編輯｜陳雅玲　企劃編輯｜劉汝雯
美術主編｜藍秀婷　封面設計｜池婉珊　版型設計｜池婉珊
內頁排版｜the BAND・變設計— Ada

發行人｜張輝明　總編輯｜曾雅青　發行所｜三采文化股份有限公司
地址｜台北市內湖區瑞光路 513 巷 33 號 8 樓
傳訊｜TEL:8797-1234　FAX:8797-1688　網址｜www.suncolor.com.tw
郵政劃撥｜帳號：14319060　戶名：三采文化股份有限公司
本版發行｜2021 年 3 月 3 日　定價｜NT$380